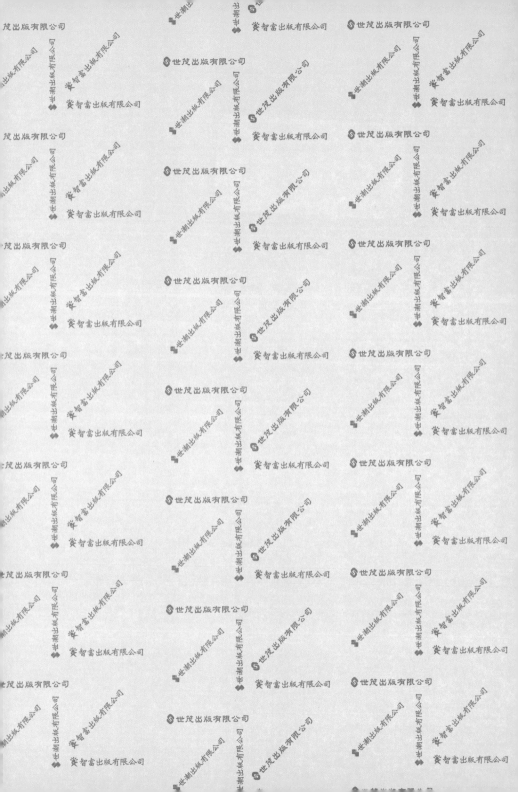

經皮毒
完全排毒法

日本排毒醫師
大森隆史◎著
陳玉華◎譯

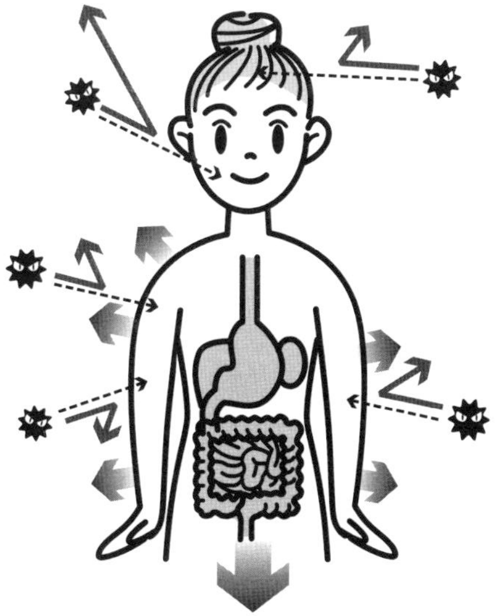

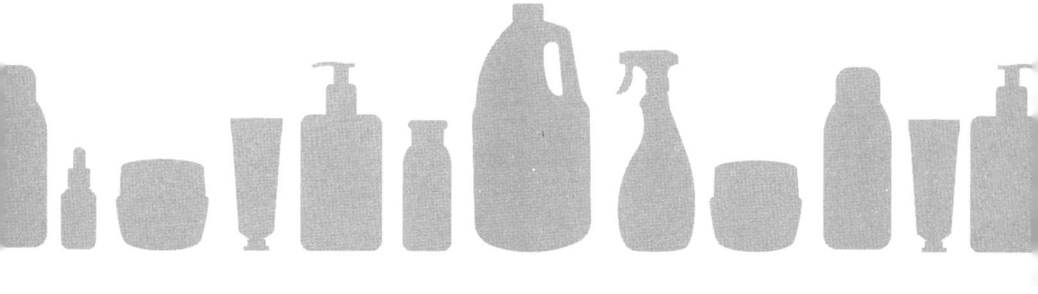

前言

由自然界所孕育誕生的所有生命自古就循著既定的法則，在大自然中以最原始且最適的方式生存至今。同時所有的生物體內也都生而俱備了得以持續存活的**解毒機制**。

隨著科技文明的進步，人類應用化學技術的手法也以驚人的速度發展。這樣的結果不只爲人們帶來了便利，也爲我們賴以生存的環境製造了危機。這些危機以**環境污染帶來的毒物**、**殘留於食品中的農藥**、**食品添加物**、**生活用品添加成份**等形式，爲我們的身體不斷累積了有害的化學物質與礦物質（重金屬）。

環顧我們的生活四周：用來建築舒適居所的相關材料裡有甲醛（Formaldehyde）；家中有跳蚤以及屋塵（House Dust）；每天使用的沐浴用品及化妝品裡含有合成化學物質等的添加成份；每日所穿著的服飾裡則施用了抗菌、防霉劑等等。至於戶外，則有汽車排放的大量廢氣、戴奧辛（Dioxin）、酸雨、光化學煙霧（Photochemical Smog）等的大氣污染物質……而在飲食方面，我們也在不經意之中吃進了殘留的農藥與食品添加物。生活中不可或缺的自來水中更潛藏了鉛及三鹵甲烷（Trihalomethane）等物質的威脅……

重新審視生活環境，你就可以發現在生活便利的外衣下，已經有為數眾多的毒物悄悄地進入我們的體內。

為了解決這些有害礦物質（重金屬）、有害化學物質所造成的問題，筆者長年致力於將毒物排出體外的**排毒**的研究。而且，我所研究的排毒理論並非仍處於理論階段而已。我已經在日本努力推廣多年，也獲得一些成效與經驗，藉由本書希望大眾可以得知，醫院做不到，但我們可以在生活中藉由各種簡單的方法與食材、營養補充品與運動來達到充分排毒的效果。

因為方法實在簡易，經過我這些年來努力推廣的結果，就是經常有病患驚訝地反應說「原來只要喝這種茶、吃這種食材就可以讓人感到舒服！」當然，我致力推廣的方法並非百分百絕對有效，或許只能達到六十%的低效果。但是，我認為只要願意開始這麼作，就可以讓在不知不覺中蓄積在體內的毒素得到確實的排除效果。

本書所要介紹的是，由有害化學物質所帶來的「**經皮毒**」以及由飲用水等所帶來的有害礦物質（重金屬）在人體內蓄積，這些是與目前為人注意的食品添加物一樣是會毒害人體健康的不可不知的問題。

本書也希望各位讀者能瞭解，生活中的有毒物質不僅經由嘴巴食入，它們甚至會透過皮膚滲透進細胞內、讓人體在無形中吸收。如果你只是隱約感到不安並未採取任何措施，或是消極地說「那就不要用吧！」那麼你將無法擺脫那些充斥於生活中的有毒物質從你的肌膚、嘴巴、甚至每一個呼吸進入體內。

面對這樣的情形，如果你只以更消極地以放棄的心態面對——既然這樣，就只有舉手投降了，那麼結果並不會有所改變。當然，努力防堵有毒物質入侵體內也非常必要，但是，對於無可避免的有害化學物質、有害礦物質（重金屬），我們還是必須擁有「保護自己」的智慧。爲了減低身體所受到的傷害，在日常生活中我們是有方法可以將有毒物質逐漸排出體外的，這也就是我所提倡的排毒理念。

我認爲，排毒的目標不僅是要維持健康與體態，還要能提升至能多了解自己的生活環境，並找出因應對策的精神層面。

我們正處於高齡化時代，不論任何人都在試圖尋找可以長壽卻不需依賴藥物的建康生活方式。當人們越來越注意健康食品、營養補助食品，而這些產品也越漸普及時，就證明了人們對於年老時得以保持健康，並獨立生活的渴望。

許多人都希望擁有健康、愉快的長壽生活，如果你也正有這樣的願望，請你務必要將維持健康的基本——排毒，當成每天的生活習慣並確實執行。

二〇〇七年十一月

大森隆史

目錄

第3章

難以解毒的經皮毒恐怖真相

第4章 排出經皮毒的「完全排毒法」

第5章 經皮毒排毒從今天開始

第1章 經皮毒也可以排毒

~完全排毒的建議~

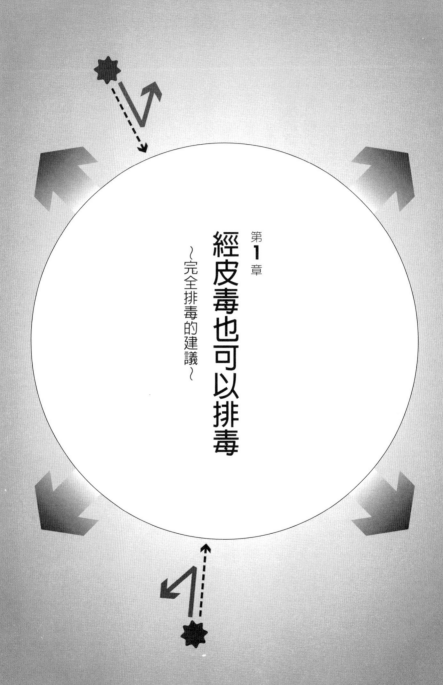

●有害礦物質（重金屬）・有害化學物質檢核表

我們的生活周遭存在著許多有害物質。那些有害物質已經不知不覺地從日常生活中侵入我們的身體。但是，統稱為「有害物質」似乎又太籠統了些。因此，為了讓各位能有正確的瞭解，首先我將針對有害物質做個簡單的說明。

有害物質可以大致分為**「有害化學物質」**與**「有害礦物質（重金屬）」**兩種。

「有害化學物質」是本來不存在於大自然的物質，但人們為了要因應工業等其他用途，而以人工所合成製造出來的物質。其中較具代表性的有，**多氯聯苯**（Polychlorinated Biphenyls，**PCB**）、**戴奧辛**、**甲醛**等。其他則有，**界面活性劑**（用於洗衣粉、洗髮精、沐浴乳、洗碗精等清潔用品中。）、**合成保存劑**（用於防腐、抗氧化、殺菌）、以及**合成著色劑**（一般稱人工色素）等等。

「有害礦物質（重金屬）」自古即存在於地殼內，後來人類在挖掘地下的礦物時，便跟著出現於人類的生活環境中。諸如，**水銀**、**鉛**、**鎘**（**Cadmium**）、**砷**（**Arsenic**）等皆是。

說到「**經皮毒**」，一般人馬上就會聯想到「**有害化學物質**」，但有害化學物質與有害礦物質也是無法切割的。事實上，更不可能會出現，某些人只會受到經皮毒的有害化學物質所害、而某些人則是只受到有害礦物質影響之類的情況。只要是居住在地球上，每個人應該都會生活在被這兩種物質以「**微量慢性累積**」（每天一點一點地在體內累積）的方式侵入體內。過去日本曾發生的「水俁病（Minamata Disease）」、「鎘中毒（Itai-Itai Disease）」等，台灣曾發生的「多氯聯苯中毒事件」等公害病曾引起重大關注，因此大家應該都很清楚有害礦物質與有害化學物質的恐怖之處。

事實上，人體本身即有一種構造會讓體內的有害物質在不知不覺中自然排出，亦即排毒（Detox）。但是，一旦進入身體裡的有害物質的量多到排毒功能無法負荷時，有害物質只好逐漸累積體內，因而產生令人意想不到的悲劇。

連平常我們建議孩子多吃的魚類中也含有不少的微量的有害物質。那麼，面對這些無聲無息進入體內的有害物質的威脅，我們該要給予什麼樣的協助與支援，才能使體內的排毒功能發揮作用，以順利地將有害物質排出並減少傷害呢？

筆者從事由醫療性觀點進行排毒的相關研究迄今已超過十年。具體的研究方法就是先測量受測者的體內有害礦物質的量及濃度，並進行將有害物質加以排除的處置（排毒）措施，最後再以實際的測量數據來確認這些措施能減少多少有害物質，藉此找出最佳的排毒措施。

在確認測量的數據的同時，我也嘗試找出這些數據與受測者的自覺症狀、生活習慣等的關連性，進而研究出左頁所列的**有害化學物質‧有害礦物質檢核表**。藉由這張表你可以自己找出有害化學物質、有害礦物質在你體內的污染程度，這是個極簡單的檢核法。請在檢核確認後，將結果視爲自己體內所累積毒素的參考。

你可以在檢核後，以以下標準作判斷：符合項目如果爲〇～八項，則表示你的生活模式相當健康；如果是九～十六項，則表示毒物已經累積體內的可能性極大，而且身體的老化程度已超過實際的年齡；如果結果爲十七項以上，則表示你的體內已有各種毒物累積，即使有一天突然發現已罹患生活習慣病也不足爲奇。請將該檢核結果作爲檢視體內污染程度的參考。

有關排毒的誤解

「排毒」這個詞彙，在廣義上來說，它相當於醫學用語中的「解毒」。如果把解毒定義在

有害化學物質．有害礦物質核對表

自覺症狀

- □容易感冒
- □腰痛
- □關節痛
- □肌肉疼痛
- □容易腹瀉
- □容易便秘
- □容易長青春痘
- □皮膚偏粗糙
- □容易水腫
- □手腳冰冷（虛冷症）
- □沒有食慾
- □易怒
- □容易感到焦躁
- □容易疲倦
- □暈眩
- □眼睛疲勞
- □容易肩膀僵硬
- □頭痛
- □掉頭髮
- □舌頭不靈光
- □黑斑增加
- □有發麻的感覺
- □體重增加
- □容易感到沮喪
- □注意力無法持續

生活習慣

- □抽煙
- □周遭有很多抽煙者
- □牙齒有補牙填充物
- □經常暴露於紫外線中
- □有時會失眠
- □慢性睡眠不足
- □很少運動
- □生活壓力多
- □總是待在冷氣房
- □幾乎每天喝酒
- □洗澡多為淋浴
- □經常在便利商店或速食店解決三餐
- □有時會使用未過濾的自來水
- □很少喝水
- □喜歡油膩的食物
- □常吃宵夜
- □吃飯速度快
- □很少吃蔬菜
- □經常吃零食
- □經常生食魚貝類

將身體不需要的物質、有害物質排出體外，那麼可以排毒的物質範圍就變得更爲廣泛。

在「排毒」這個詞彙逐漸廣爲人知的過程裡，「只要實行排毒就可以達到『減肥』『使肌膚美麗』效果」則成爲強調排毒好處的重點部份。但是如果知道排毒將體內的毒素排出，最後得到這樣的效果就絕對是理所當然的。

其實，最根本的效果應該是生命力所產生的變化。藉由排除體內的毒素，可以讓全身的細胞找回與生俱來的力量，亦即所謂的細胞再生，這才是排毒最重要的功能。

排毒的目的並不受限制，即使爲了改善生活習慣病（成人慢性病），排毒也是相當重要的。甚至對於改善兒童腦部發展障礙及精神發展上，排毒也具有重要的功能。

一般說到排毒的方法，大部分的人都會聯想到「流汗」。事實上，進入體內的有害物質會先從血液運送到肝臟及腎臟。在肝臟處理完的廢物會成爲糞便排出體外，而在腎臟處理完的廢物則會成爲尿液排出體外。一般來說，約有七十五％的有害物質會從「糞便」排出體外。像這樣將溶入體內的有害物質包裹住並排出體外的作業是排毒所能達到的最重要效果之一。

除了糞便之外，接下來我們來談「汗」。一提到「流汗」，一般人都會想到要利用三溫暖、熱瑜珈、岩盤浴等促進身體排汗，但藉由汗水排出的有害礦物質的量只佔全體的三％左

排出有害化學物質．有害礦物質的身體部位

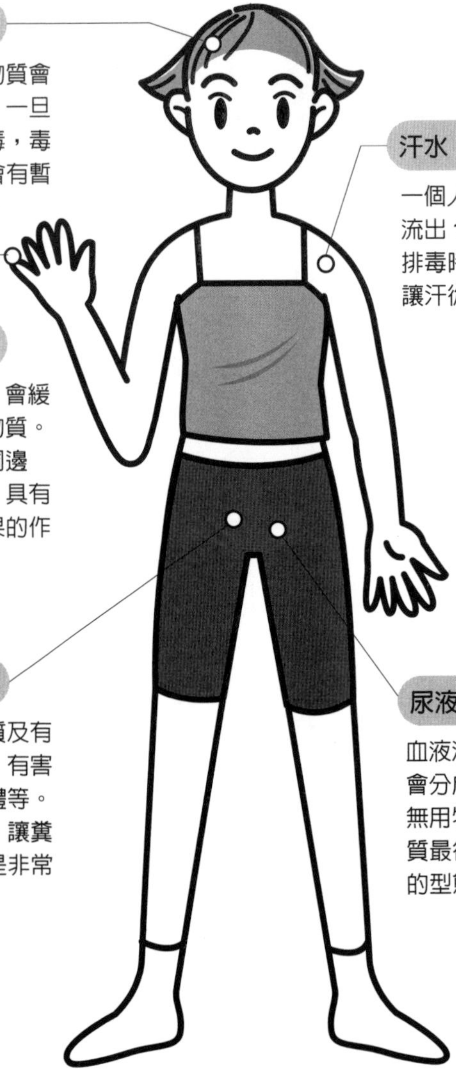

毛髮 1 ％

血液中的礦物質會排到毛髮中。一旦開始實行排毒，毒物排出量也會有暫時性的增加。

汗水 3 ％

一個人一天最少會流出 1 公升的汗水。排毒時，重點在於讓汗從皮脂腺排出。

指甲 1 ％

和毛髮一樣，會緩慢排出有害物質。而按摩指甲周邊（指甲按摩）具有提升排毒效果的作用。

糞便 75 ％

排出老廢物質及有害化學物質．有害礦物質、氣體等。維持不便秘，讓糞便排出體外是非常重要的。

尿液 20 ％

血液流進腎臟後，會分成有用物質與無用物質，無用物質最後以老廢物質的型態進入尿液中。

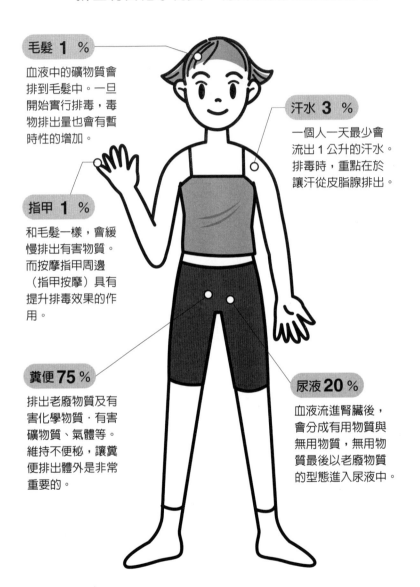

右。而且，只要施行方式不正確，就會造成水分不足，而使得尿量減少或引起便秘。另外，汗水雖然會排出有害礦物質，但同時也會排出人體的必須礦物質。

想用流汗來達到排毒效果時，要注意攝取充足的水分，並考慮到礦物質的平衡，讓自己在一段較長的時間內慢慢地流汗。

另外，請記住，即使每天都確實排便，糞便還是會附著在腸壁上，形成「宿便」累積體內。這時候可以利用洗腸來進一步提高排毒效果。

想要排毒之前，請務必先確切理解排毒的相關常識，而且排毒方法並不只有單一種，希望各位要以「**多樣性排毒**」爲前提實施。

●排毒要持續才有效

剛剛的「有害化學物質・有害礦物質檢核表」，你的檢測結果如何？當你要開始做一件事時，如果不先瞭解自己身體的狀態，就會變成「空中畫餅」而無法長久持續。因此，先確認「自己目前所處狀態」是很重要的。在確切知道自己的狀態後，如果你發現自己確實需要排毒，就請開始實行吧！

該怎麼開始呢？首先，當你選擇食品時，要先看食品上的添加物標示，並儘量選擇沒有添加物者。再者，生活日用品要儘量選用不含經皮毒的有害物質者。這兩點非常重要。

不過，有害物質還是會在你沒有多加留意的地方，時時伺機從添加物以外的食物、飲水、生活日用品、衣服、甚至是生活環境中侵入你的體內。

這種時候，只要事先瞭解人體排泄的構造，就可以有效實行有害物質的排毒。至於該如何將排毒效果發揮到最大極限的訣竅就是「**持續實行**」。

有一些向筆者諮詢排毒的人會詢問我「排毒要實施到何時才好呢？」、「這種營養補充品要吃多久？」之類的問題。

目前爲止，人類發明藥物與服用藥物的觀念大都是看疾病持續的天數而定，如感冒的話，大約只要經過三至五天就會痊癒。因此，只需服藥三至五天。

但是，有害物質幾乎是時刻不停地進入我們的體內，不可能會中途停止、或者不再入侵。正因爲**有害物質會從每天的生活中，確實地微量慢性蓄積於體內，所以我們必須每天努力地將其排出體外才行**。

經皮毒也可以排毒

有害礦物質中的水銀、鉛、鎘、砷是一直都存在於大自然中的物質。這些既不是新形成的，也不是人工製造的新物質。由於人類不斷往地底下進行挖掘，才使得這些物質有機會在環境中擴散開來。就像我之前提過的，人體本來就能排出這些有害礦物質，問題只在於侵入體內的量而已。

另一方面，大部分會形成經皮毒問題的有害化學物質大都是在石油化學發展的過程中，由人工製造出來的。

由於有害化學物質並非原本就存在於世界上，因此對我們的身體來說，那些物質完全都是新的、無法辨識的物質。對於這類有害化學物質，身體的排毒功能就無法充分發揮。不僅如此，由於新類型的化學物質還是不斷出現，也因此對人體造成的負擔也越來越大。

無論是有害礦物質或是有害化學物質，都屬於「從體外入侵」的物質，所以我們非得將其「從體內排出體外」。也就是說，不管是經口攝入，還是從皮膚滲入，基本上，只要是對身體有毒的物質、會對細胞造成負擔的物質，就必須排出體外。

只要對各種有害化學物質採取有效率的排出方法，「經皮毒確實是可以排毒的」。

●將排毒變成生活習慣的三項原則

①瞭解

和數十年前比起來，現在的環境污染更加嚴重，有害物質也確實增加了。這些有害物質侵入人體內的危險性不低。

如果你想知道這些污染已經在自己體內產生了什麼樣的影響，可以到特定機構做「礦物質毛髮檢測」來確認體內的有害礦物質。瞭解自己目前的狀態並保持自覺，這是提高排毒動機的有效方法。

②守護

在瞭解自己的狀態後，接著就要盡量避免攝取有害物質、防止毒物入侵。

換句話說，就是要思考「守護」的問題。例如在飲食及生活方式上，必須找出可以盡量

將排毒變成生活習慣的三項原則

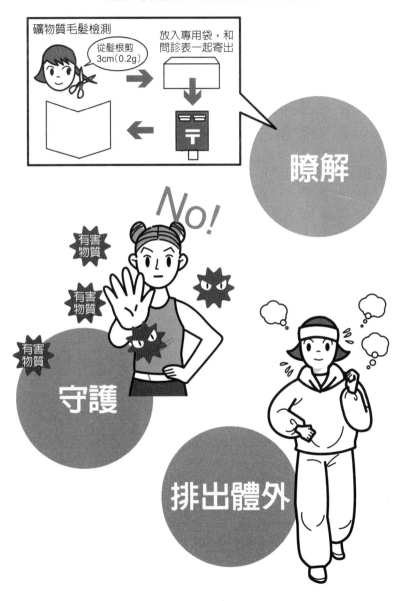

避免有害物質侵入體內的生活習慣。至於如何避免經皮毒，那就必須盡量避免讓具有經皮毒毒性的物品進入我們的生活中。

而對於實在難以避免的有害物質，我們就要採取排毒的手段積極地將其排出體外。

③排出體外

排毒的必要性會因每一個人的體內蓄積程度而異，再加上每個人平日的生活習慣也不同，故爲了避免形成壓力，找出不勉強的方法「享受」排毒之樂是很重要的。雖然排毒需要一點一滴地持續努力，但偶爾也可以在週末實施集中排毒，至於平日則稍緩施行，建立這樣的節奏也是長久持續的訣竅。

在排毒的過程中，只要感覺身體狀況產生好的變化就可以讓人有滿足感、成就感。如此一邊感受身體變化的過程，一邊進行排毒是很重要的。建議各位在實施排毒時，不要逼自己太緊，讓自己偶爾也偷懶一下，這樣就比較可能讓自己有意願再繼續實施。

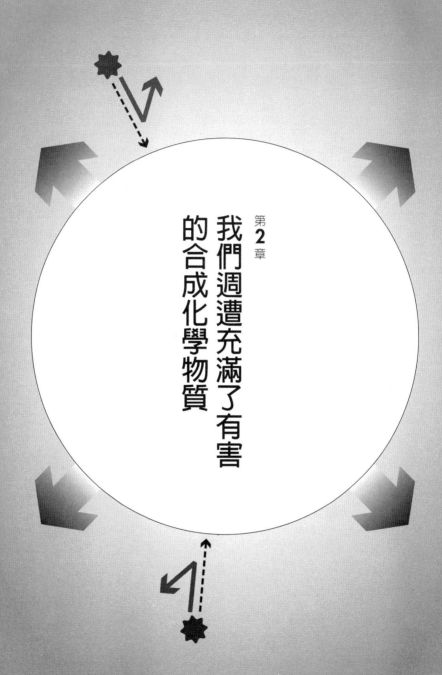

第2章 我們週遭充滿了有害的合成化學物質

●生活用品是用「石油」製造的！

你知道嗎？使我們的生活更加便利的各種用品，諸如：清潔劑、洗髮精、沐浴乳、餐具、化妝品等，其實大多都是使用石油系化學物質製造的。用石油洗衣服、洗頭、塗抹臉部等，聽起來似乎有點奇怪，但事實上，連我們吃的食物裡面也都有使用石油。然而，就便利性、價格低廉這些角度來看，石油製成的產品根本就是最符合這些標準的優等生。

以石油爲原料的合成化學物質是在距今八〇年之前的一九二〇年代開始製造的。在精鍊石油時所產生的廢氣就可以拿來製造合成化學物質。石油化學產品因爲可以大量生產、價格便宜，於是便被人們擴大運用並逐漸普及於世。

合成化學物質雖然便利又成本低廉，但是這些物質在進入人體後，會對人體產生什麼後果卻是一個未知數。隨著石油化學產品的普及，有害化學物質便逐漸在人體內蓄積，而因爲廣泛被利用的合成界面活性劑等所造成的健康異常問題也陸續產生。

再者，隨著思考環境問題的「環保（ECO）」意識推廣，我們也逐漸瞭解石油系合成化學

從石油變成生活用品的過程

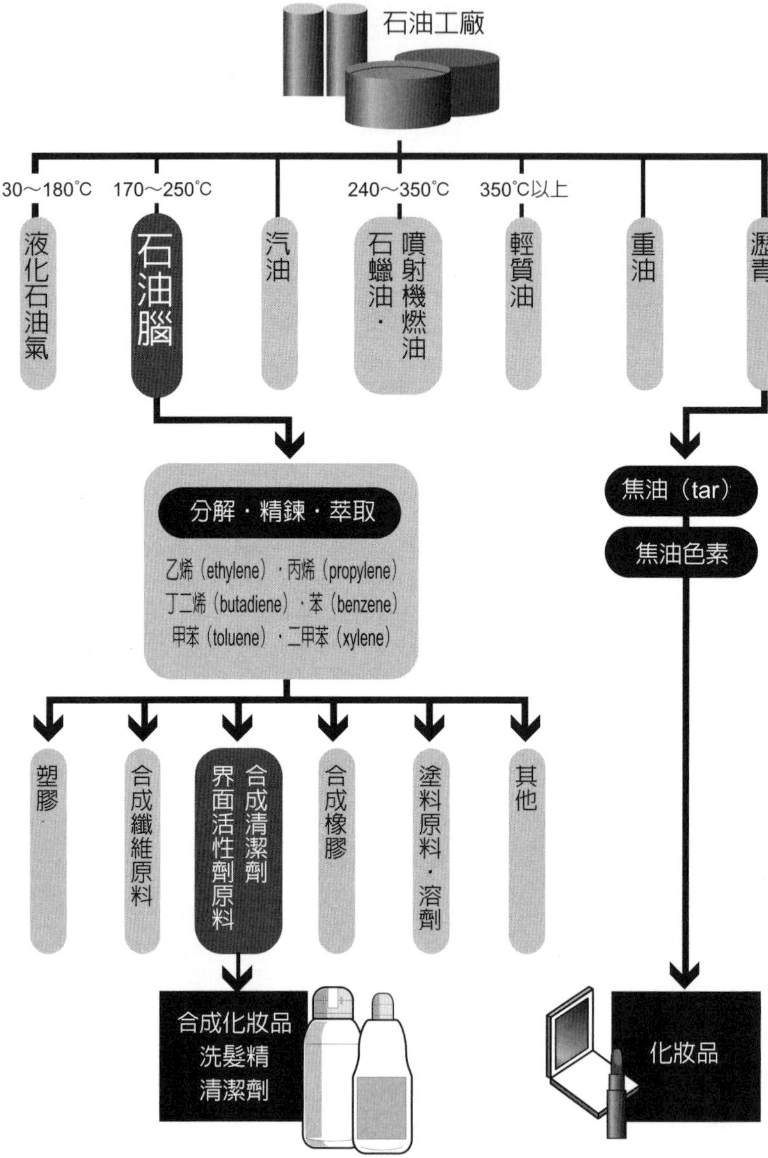
石油工廠
30～180°C
液化石油氣
170～250°C
石油腦
汽油
240～350°C
噴射機燃油
石蠟油・
350°C以上
輕質油
重油
瀝青
焦油（tar）
焦油色素
分解・精鍊・萃取
乙烯（ethylene）・丙烯（propylene）
丁二烯（butadiene）・苯（benzene）
甲苯（toluene）・二甲苯（xylene）
塑膠
合成纖維原料
合成清潔劑
界面活性劑原料
合成橡膠
塗料原料・溶劑
其他
合成化妝品
洗髮精
清潔劑
化妝品

物質不只會傷害地球環境，同時也會「傷害」我們的身體。

但是，我們無法將既方便又有效的石油系合成化學物質從我們的生活中完全去除。而且，任何事物皆有其功過。我們應該瞭解它們除了讓我們的生活擁有方便、簡單、廉價等「功勞」外，它們也背負著犧牲地球環境及人類健康的「罪過」。在充分瞭解之後，只要在日常生活中使用非常必要的物品就好了。

●廚房及浴室充斥著石油製品

檢查一下你的廚房及浴室裡的生活用品。廚房清潔劑、洗衣劑、洗髮精、潤絲精、護髮乳、沐浴皂、沐浴乳、牙膏……。試著把這些排在一起，我想你或許會拿出比我更多的相關清潔用品。

這些產品中幾乎都含有**合成界面活性劑**的成分。由石油製成的合成界面活性劑具有容易起泡、包覆油脂並帶走油脂污垢的作用，另一方面，它卻也擁有破壞保護著我們的皮膚屏障（Skin barrier）的細胞、讓有害物質直接滲入皮膚裡的作用。

廚房及浴室的生活用品中除了含有合成界面活性劑以外，還摻入了保存劑、香料、著色劑等有害的合成化學物質在裡面。據說這些合成化學物質中會經由皮膚吸收的化學物質種類居然多達十幾種。這些每天使用的廚房及浴室用品中所含的有害化學物質經由皮膚吸收，結果不僅會使皮膚出現狀況，也會引起異位性皮膚炎及過敏症狀，還會更進一步地導致各種疾病（生活習慣病等）產生。其中甚至有些已經被科學家認定為**致癌物質**及**環境荷爾蒙**，因此建議各位在購買前一定要先看清成分標示，確認沒有包含這些成分再購買使用。

●留心標示「嬰兒專用」、「兒童專用」的產品

一般大眾只要看見「弱酸性」、「低刺激」、「嬰兒專用」等標示就會認定嬰兒專用品很安全，誤以為可以安心使用。但是，事實上，**有許多嬰兒專用的清潔劑及乳液、潤膚乳、沐浴乳也都含有合成界面活性劑**。

因為其中所含的添加物本身屬於低刺激物質，所以當然是屬於不會對皮膚造成強烈刺激的化學物質。但是，合成化學物質畢竟是合成化學物質，我們並無法斷定說它絕對是完全無

害。就拿寶寶的濕紙巾來說吧！

廠商一再強調紙質柔軟、成份溫和，所以媽媽可以放心地拿來擦寶寶幼嫩的屁股。但是，各位有沒有發現，它居然可以維持濕潤很長一段時間，這眞的很神奇！

其實說穿了，這就是化學物質所形成的保濕效果。這樣的濕紙巾裡除了含有被稱爲「化學物質運輸者」的**丙二醇**（Propylene Glycol，**又可稱為丙烯乙二醇**），另外也使用了**合成界面活性劑**以及**乙烯二胺四乙酸**（EDTA，Ethylenediaminetetraacetic Acid）等。

由於嬰兒用品及兒童用品總會讓人聯想到「低刺激」、「少添加」，因此也會被肌膚敏感的大人放心地使用。雖然嬰兒潤膚乳等肌膚用品中，確實未使用對皮膚刺激性強的物質及容易引起過敏反應的物質，但不可否認地其中還是含有好幾種合成界面活性劑。因此，我們應該盡量避免讓初生嬰兒使用含有合成界面活性劑及丙二醇的產品。

●從成分表看出生活用品的危險性

請看一下生活用品的產品成分標示吧！

產品成分標示的辨認方法

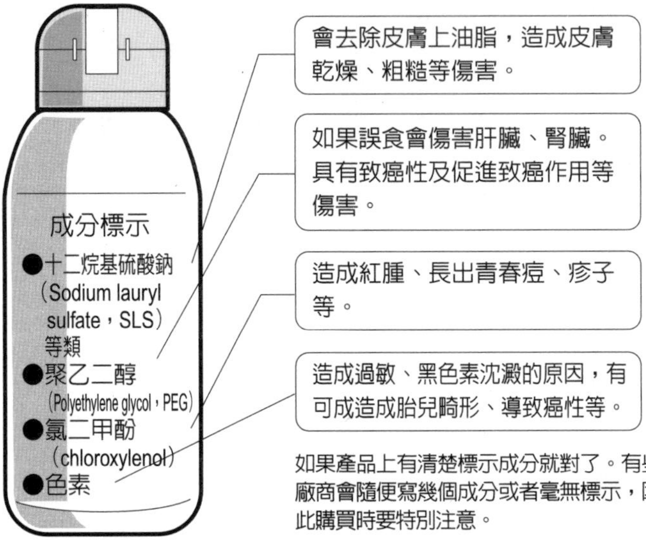
成分標示
●十二烷基硫酸鈉（Sodium lauryl sulfate，SLS）等類
●聚乙二醇（Polyethylene glycol，PEG）
●氯二甲酚（chloroxylenol）
●色素
會去除皮膚上油脂，造成皮膚乾燥、粗糙等傷害。
如果誤食會傷害肝臟、腎臟。具有致癌性及促進致癌作用等傷害。
造成紅腫、長出青春痘、疹子等。
造成過敏、黑色素沉澱的原因，有可成造成胎兒畸形、導致癌性等。

如果產品上有清楚標示成分就對了。有些廠商會隨便寫幾個成分或者毫無標示，因此購買時要特別注意。

依衛生署化妝品衛生管理條例第六條規定「化粧品（係指施於人體外部，以潤澤髮膚，刺激嗅覺，掩飾體臭或修飾容貌之物品）之標籤、仿單或包裝，應依中央衛生主管機關之規定，分別刊載廠名、地址、品名、許可證或核准字號、成分、用途、用法、重量或容量、批號或出廠日期。經中央衛生主管機關指定公告者，並應刊載保存方法以及保存期限。」另外，同一條規定中還寫到「化粧品含有醫療或毒劇藥品者，應標示藥品名稱、含量及使用時注意事項。」換句話說，製造商務必要盡到告知消費者的義務。

生活用品中所含比較具代表性的成分有，讓產品不會腐爛的防腐劑、以及幫助起泡的界面活性劑等。請看一下商品上的標籤。上面是不是有「**丙二醇**（Propylene Glycol）、**乙二胺四乙酸鈉**（EDTA-2Na、EDTA-3Na、EDTA-4Na）、**對羥基苯甲酸酯類**（Parabens）……」等的成分標示呢？

雖然生活日用品上所標示的成分是國家認可的合成化學物質，但是因爲這些物質具有引起過敏及傷害皮膚之虞。所以當你在採購時，發現眼前有**化學添加的產品**以及**無添加的產品**時，建議你還是要當機立斷地選擇無添加的產品。

除了廚房用清潔劑、浴室用品、洗衣劑之外，在選擇化妝品及芳香劑等時，建議你還是要看清產品上的成分標示，選擇經皮毒性較少的產品。

●將有害物質排出體外的肝臟功能

爲了對「經皮毒」這種化學物質進行排毒，我們的首要之務就是徹底瞭解我們身體所具

進入體內的有害物質的排出路徑

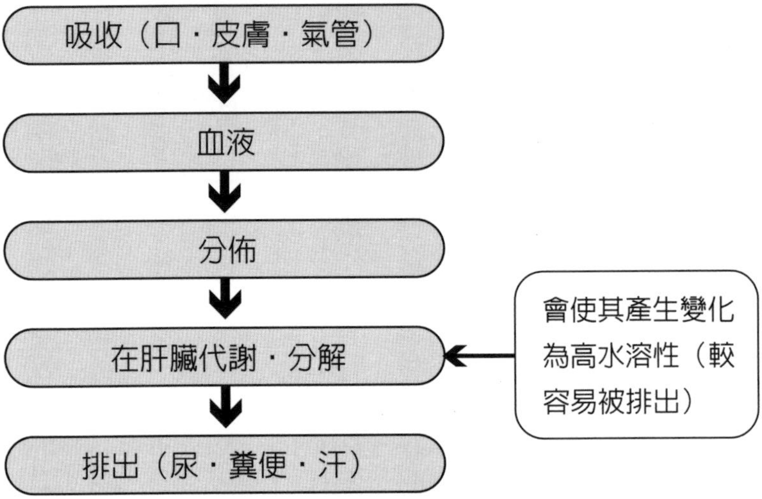

備的解毒機能。

走筆至此，我已經針對經皮毒提出許多問題，但尚未討論將有害物質排出體外的具體方法。而針對這個問題，筆者認爲，**只要瞭解體內實際正在進行的解毒作用，相信你自然就會找到「經皮毒也可以排毒」的方法**。

當我們將食物從嘴巴送進體內後，食物的營養會從小腸經由門靜脈（Portal vein）被吸收，然後經過肝臟送至各個組織。

在我們體內扮演著排毒的重要角色的就是肝臟。肝臟會經由「Phase I（第一階段）」、「Phase II（第二階段）」的兩階段化學反應進行解毒。

首先，在第一階段中，肝臟會使用某種酵素對有害物質進行氧化、還原、水解（Hydrolysis）。接著就在第二階段中，使用和第一階段不同的酵素，將已經氧化、還原、水解後的物質利用結合（Conjugation）的方式進行解毒，並將其排出體外。換句話說，肝臟的解毒機制是利用第二階段的結合方式進行的。這種結合包含「醣化（Glucuronidation）」、「硫化（Sulfation）」、「穀胱甘肽結合（Glutathione Conjugation）」等。

這部分的內容雖然稍顯專業一些，但還是讓我再繼續爲各位詳細解說肝臟的功能吧。

Phase I（第一階段）的功能

如左圖所示，Phase I就是盡量將身體裡的異物化爲無害，並將其從體內排出。

在Phase I中，會有好幾種酵素負責進行氧化、還原、水解的代謝作用。這時候，比較典型的酵素有「Cytochrome P450（細胞色素P450）」，它扮演著重要的功能。

「Cytochrome P450」的「cyto」是一個細胞的意思，而「chrome」就是色素。「P」代表「Protein」，也就是蛋白質。「450」則表示在「450奈米」的位置具有吸收作用。

這個「細胞色素P450」擁有「血基質鐵（Heme iron）」的構造。血基質鐵的分子裡面

肝臟的解毒作用

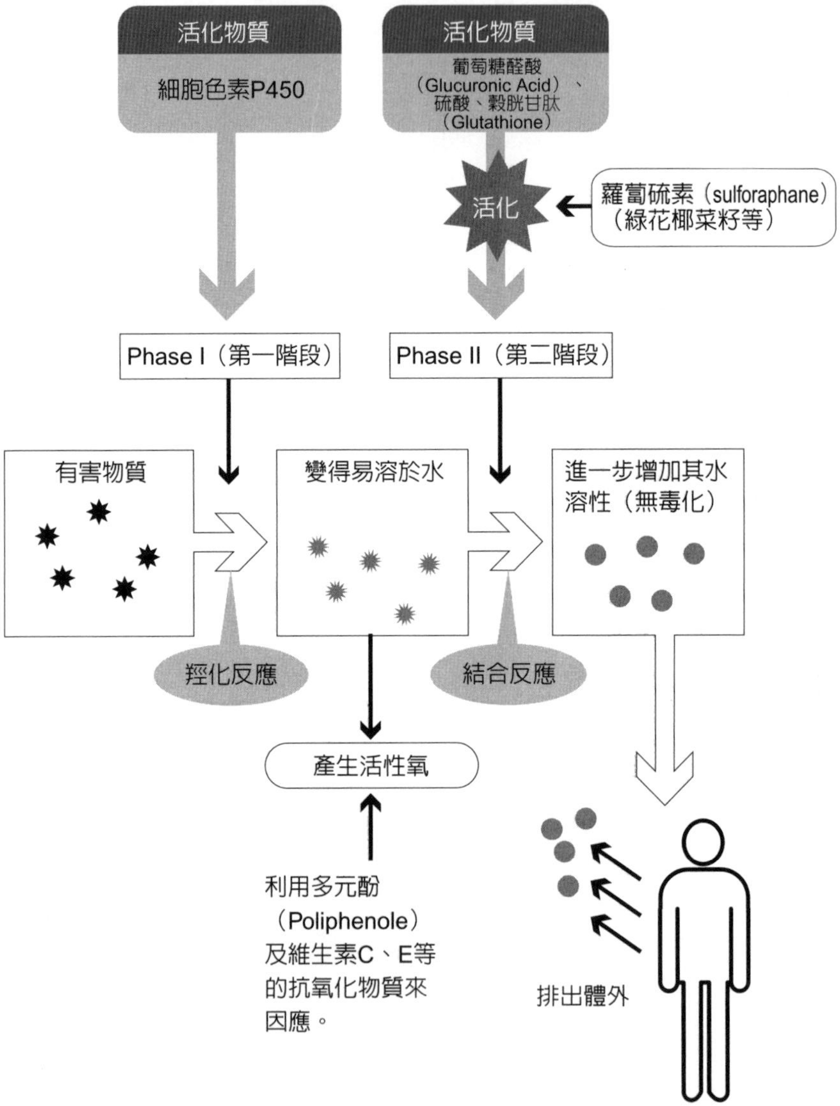
活化物質
細胞色素P450
活化物質
葡萄糖醛酸（Glucuronic Acid）、硫酸、穀胱甘肽（Glutathione）
活化
蘿蔔硫素（sulforaphane）（綠花椰菜籽等）
Phase I（第一階段）
Phase II（第二階段）
有害物質
變得易溶於水
進一步增加其水溶性（無毒化）
羥化反應
結合反應
產生活性氧
利用多元酚（Poliphenole）及維生素C、E等的抗氧化物質來因應。
排出體外

含有鐵。「細胞色素P450」這種酵素會讓氧附著在鐵的部分，然後再將氧送給化學物質，進而產生氧化反應。

那麼，爲什麼要「給氧」呢？這是因爲物質會因爲氧的附著，而變得容易溶於水。總而言之，就是要將有害物質變爲易溶於血液（水）的成分，然後再從肝臟排出。

像這樣，藉由給氧來使得有害物質變成易溶於水的化學反應就稱爲「羥化反應（Hydroxylation）」，但是這種反應另外還有「容易產生活性氧（自由基）」的缺點。人體內的血紅蛋白（Hemoglobin）及粒腺體（Mitochondria）也是如此。只要有鐵的存在，就容易產生活性氧。

由於我們的身體已經具備消除活性氧的功能，當然不會讓活性氧任意傷害細胞，而能予以控制。但是，一旦狀態失去平衡，就會產生多過的活性氧，而造成原本能消除活性氧的防禦機能無法運作，結果將使基因受到傷害，或是細胞表面受到傷害，進而讓身體產生各種障礙。

之前在「細胞色素P450」所提到的鐵與氧的關係中，曾說只要利用羥化反應將化學物質黏著即可排出，但其實在黏著之前的狀態是活性氧更容易產生的狀態。

為了彌補這一缺失，我們就必須確實攝取具抗氧化作用的食物及多元酚、維生素C、維生素E等含抗氧化物質的營養補充品。

Phase II（第II階段）的功能

Phase II的功能就是「結合反應」。總而言之，就是「包覆」的意思。藉由包覆的動作，可以進一步增加水溶性，使得有害物質的輸送更加順暢，同時也更容易將其排出體外。由於肝臟的Phase II的酵素可以抑制有害物質產生作用，因此和Phase II的功能一起統稱為「**解毒反應**」。

Phase II的結合反應終究還是屬於附著在別的物質上，使其容易排出體外的反應，因此還是要讓體內的「葡萄糖醛酸（Glucuronic Acid）」、「硫酸（Sulfuric Acid）」、「穀胱甘肽（Glutathione）」和有害物質結合，使其變為毒性較低、容易排出的物質。而這些反應分別稱為「醣化」、「硫化」、「穀胱甘肽結合」。

經過肝臟的解毒反應後，有害物質會以尿液或糞便的型態排出體外。如此，人體**可以藉由有效利用肝臟自體具備的反應，積極地進行有害物質的排毒**。

●有這個標示就要注意！

較具代表性的有害成分有**「烷基苯磺酸鹽**（Alkylbenzene Sulfonate）」、「**丙二醇**」、「**十二烷基硫酸鈉**（Sodium Laureth Sulfate）」、「**乙二胺四乙酸鈉**（EDTA，ethylenediaminetetraacetic acid）」、「**焦油系色素**」、「**殺菌防腐劑．抗氧化劑**」、「**有害礦物質**」。

另一方面，筆者也不斷提及，即使是被認定爲「安全」的化學物質，只要微量蓄積，還是會造成「危險」。不過，至於「會在體內殘留多少？」、「其排出的結構爲何？」等問題，目前我還無法確切地爲各位解答。

我想，**只要將有害物質的化學構造與肝臟的作用一起思考，應該就可以瞭解肝臟是如何進行有害物質的排出工作的**。而只要掌握這一點，即使面對的是有確切的危險性的有害物質，相信我們也可以冷靜地思考對策。

製造商之所以會在沐浴用品中加入化學物質，其目的就是要在當皮膚表面的角質老化、形成污垢時，將污垢包裹住，然後將皮膚由上剝下，讓皮膚變乾淨。但是一旦這項清潔的目的被實行過度時，化學物質就會進入皮膚，甚至通過皮膚的屏障構造，結果就順便地將有害成分帶進人體裡了。

很多有害化學物質的構造都很相似，因此恐怕任何一種化學物質都會引起類似的反應。至於實際身體的排毒反應，則就如同「**將有害物質排出體外的肝臟功能**」一節中所述一般，在肝臟解毒作用的Phase II（第二階段）中所進行的「醣化」、「硫化」、「穀胱甘肽結合」都會產生排出作用。

・合成界面活性劑的功能

「**合成界面活性劑**」有許多種類。

在此，將具代表性的物質進行分類後，可以分爲：

①陰離子性界面活性劑（包含肥皀、石油系）
②陽離子性界面活性劑（多用於殺菌、防黴、殺蟲，其他如織物柔軟劑、防水劑等）
③兩離子性界面活性劑（洗髮精基劑、潤絲精基劑、柔軟劑、防銹劑等）
④非離子界面活性劑（最近多使用，作爲乳化劑、醫藥化粧品基劑、潤滑劑等）

界面活性劑的作用

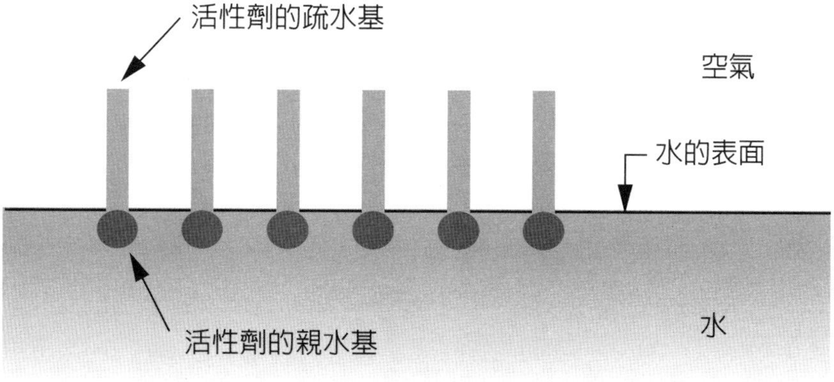

界面活性劑是一種具有減弱表面張力作用的物質，而所謂界面（表面）是指兩種性質相異的物質的邊界面。在兩種無法混合的物質之間，必定存在著「界面」。

界面活性劑就是可以在這種「界面產生作用，改變界面性質的物質。」就構造來說，界面活性劑就是一個分子中同時含有長鏈烷基（如脂肪酸等）之親油基（Lipophilic group）及足以使油性部份在水中分散或溶解之親水基（Hydrophilic group）的化學物質總稱。

接著就來試試把界面活性劑溶到水裡吧。如上圖所示，界面活性劑具有在水與空氣的交界處、水與容器的交界處、水與油的交界處等界面產生作用的性質。與聚集於交界處的水比較親近的「親水基」

界面活性劑的微胞構造

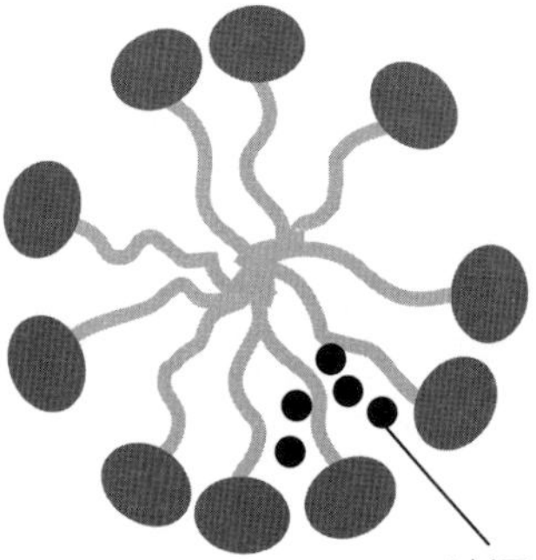

何謂微胞構造……

界面活性劑的一個分子內同時擁有親水性部分（親水基）與親油性部分（疏水基）。在水中時，界面活性劑的親水基會在外側、疏水基會在內側形成「微胞」。當油等溶入這個部位，水和油就會均衡地混合在一起。

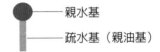

會想進入比較容易接近的水裡；而與油親近的「疏水基」則想逃離水。

結果，在水的表面上，就會有與油親近的「疏水基」朝向空氣並排。

此外，界面性質還有一種變化是「表面張力降低」。所謂的表面張力就是讓水滴變圓的力量。只要讓表面張力變小，水滴就不會變圓，而會擴散開來，如此一來，物品會比較容易沾濕，清潔劑也會比較容易滲入，就清洗來說，這是最佳狀態。

爲了讓這個表面張力變小，就要增加界面活性劑的濃度。當界面活性劑的濃度越高，與油親近的「疏水基」就會無路可逃，而會聚集起來想要脫離水。最後，與水親近的「親水基」就會朝向外側，而與油親近的「疏水基」就會朝向內側形成集團。

而這種集團採層狀分佈的構造就稱爲「微胞（Micelle）」。

由於微胞的中心擁有和油容易親近、和水不容易親近的性質，故可以將油性物質帶入微胞裡面。只要利用這項功能，就可以將附著在衣物上的汗水及餐具上油污包在微胞裡面，達到徹底洗淨的效果。

界面活性劑又稱乳化劑、保濕劑。將水與油混合後製成的化妝品之所以會呈現黏稠的乳液狀，就是界面活性劑將水與油混合並使其乳化而成的。

・烷基苯磺酸鹽

合成界面活性劑的種類繁多，有「**烷基硫酸鹽**（Alcohol Sulfate，簡稱ＡＳ）」、「**聚氧乙烯基醚硫酸鹽**（ＡＥＳ）」、「**高級脂肪酸磺酸鹽**（ＳＦＥ）」等。這裡將針對其中的代表「**直鏈烷基苯磺酸鹽**（Linear Alkylbenzene Sulfonate，簡稱ＬＡＳ）」介紹其功能。

在目前的家庭用清潔劑中，最被大量使用的主要界面活性劑就是「直鏈烷基苯磺酸鹽」。

ＬＡＳ的洗淨力、滲透力佳，價格便宜，因此才會被大量使用。

ＬＡＳ除了被使用於家庭用的洗衣、廚房用合成清潔劑外，也被用於工業用的一般清潔

支鏈烷基苯磺酸鹽(ABS)與直鏈烷基苯磺酸鹽(LAS)的結構式

●支鏈烷基苯磺酸鹽（ABS）

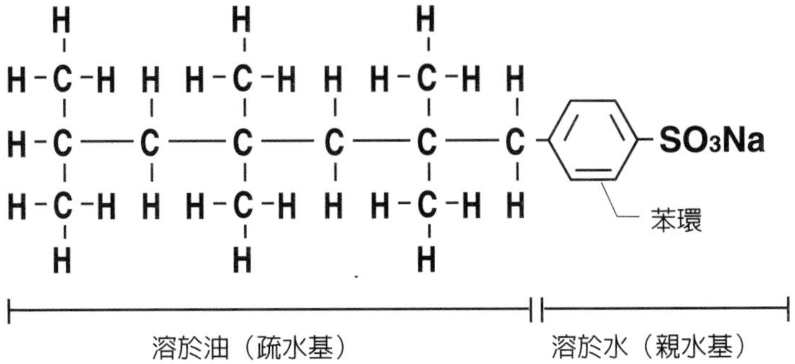

●直鏈烷基苯磺酸鹽（LAS）

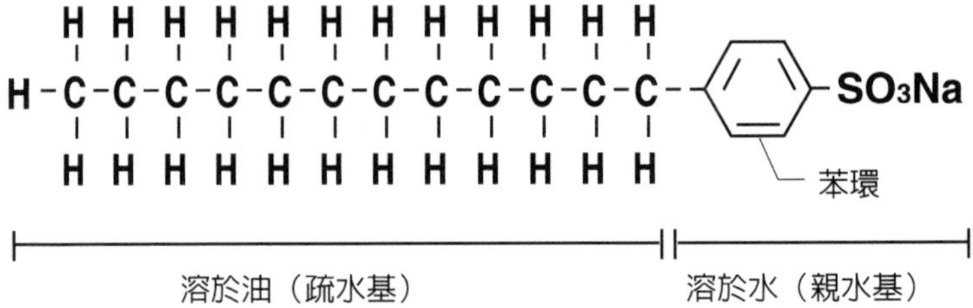

LAS的L是表示「直線的」之意的「Linear」的字首，而「烷基」是指「一條直鏈」之意。
如圖所示，構造裡面有一個龜殼（叫做「苯環」），後面還跟著一條長鏈。其龜殼的部分會溶於水，而長鏈的部分則會溶於油。
在討論排毒時，這個龜殼與長鏈的構造是非常重要的一環。
所謂「清潔劑的軟化」就是要將其構造改變為容易在自然界中分解（高生物分解性）的構造。看圖片就可以瞭解，ABS會在左邊的部分（甲基；Methyl group）分枝，但LAS則是成一直線。這是因為只要將ABS更改為直鏈式，就可以使其容易分解。

劑、農藥、化妝品乳化劑等之中。

一九六〇年後期以前，「支鏈烷基苯磺酸鹽類（Alkylbenzene Sulfonate，簡稱ＡＢＳ）」主要作爲合成清潔劑的界面活性劑使用。

這種ＡＢＳ的洗淨力很高，但卻具有生物分解性（在地下由微生物進行分解的性質）差的缺點。一九七〇年，一種被稱爲「軟化」的、生物分解性高的ＬＡＳ便開始取代ＡＢＳ。

・合成界面活性劑對人體的危害度（國家風險評估）

相信各位已經對界面活性劑的功能稍有理解了。那麼，接下來我們就可以來思考可穿透水，也可以穿透油的界面活性劑對人體的風險。

獨立行政法人「新能源・產業技術開發機構」是一個日本國家級評估基準機構，這個機構曾經發行一項文獻報告「化學物質的初期風險評估書」。

針對經皮毒部分，在該份文獻報告中，有提出致癌性等各項害處，而日本經濟產業省（相當於台灣的經濟部）則進一步仔細地將「害處也有程度的差異」用數字表現。接著就來看看文獻中針對ＬＡＳ所做的說明。而爲了正確傳達資訊，雖然文章內容難懂，我還是直接摘錄部分供各位參考。

「對健康的影響」：體內吸收

在將LAS以每隻1.2mg的劑量經口投與給大老鼠的實驗中，發現在二十四小時以內，其中的五十四%會被排泄至尿液中，二十三%會排泄至糞便中；在七十二小時以內，排泄至尿液與糞便中的量分別為五十八%、三十九%，合計有九十七%被排出。而在別項實驗中則發現，有投與量十九%的未產生變化的LAS被排泄至糞便中。

由結果得知，經口投與的LAS的量約有八十%會在消化道被迅速吸收，而且主要會排泄至尿中。另一方面，由於LAS幾乎沒有出現在淋巴管系統裡，故可推測在消化道被吸收的LAS是透過血管運送的。另外還發現，經口投與的LAS三十五%會被排出至膽汁中，經由消化道再吸收，而膽汁中則未發現含有LAS。

雖然已經確定經口投與的LAS會在消化道被吸收，但尚未確認是否會移動至血液中。在追蹤血中濃度變化後，發現在投與後十五分鐘可在血液中檢測出LAS，並在二小時後達到最高值。在這之後會逐漸減少，並在四十八小時後大致消失。

另外，對恆河獼猴經口投與ＬＡＳ後，其血中ＬＡＳ濃度在四小時後達到最高值，然後就會減少。另一方面，在ＬＡＳ的單次皮下投與中，血中濃度在二～四小時內達到最高值，然後就在二十四小時內迅速減少。（中間省略）。

為了調查ＬＡＳ的經皮吸收，在大老鼠的背部皮膚塗抹十二烷基苯磺酸鈉（Sodium Dodecylbenzenesulfonate，簡稱ＳＤＢＳ）的水溶液。十五分鐘後，用水完全沖除，然後覆蓋塗抹部位加以保護。二十四小時後，在皮膚表面、毛囊有檢測出ＬＡＳ，但在真皮中未檢測出。（中間省略）。這項結果顯示，皮膚接觸ＬＡＳ的十五分鐘中，ＬＡＳ會附著在皮膚表面，但不會透過皮膚被吸收。

以上就是經口吸收與經皮吸收的報告。接著將報告其對人體健康的影響。

對人體健康的影響（總結）

目前尚未有關於ＬＡＳ在人類的生體內動態報告，但在對大老鼠、恆河獼猴進行ＬＡＳ的經口投與中發現，ＬＡＳ會在消化道被迅速吸收，而血中濃度會在攝取後二～四小時達到最高值，並在四十八小時後幾乎降為○。另外，ＬＡＳ會經由腸肝循環路徑被運至肝臟並進行代謝。這時候，ＬＡＳ的烷鏈會變短，並轉變為極性（Polarity）更強的親水性化合物。接下來會和膽汁一起被分泌至腸中，並成為糞便排出。

接下來將針對上述文獻內容進行解說。

前面提到「沒有人體實驗的報告」，但筆者認爲本來就不會有人以喝下界面活性劑實際做人體實驗。即使是讓大老鼠及恆河獼猴喝，也會在攝取的四十八小時後，體內的存留量幾乎變成○。總而言之，就是ＬＡＳ會在肝臟解毒完成，因此血液中的ＬＡＳ量降爲零。

經過血管被運至肝臟的ＬＡＳ會經由肝臟的解毒反應被代謝掉。文獻中的「ＬＡＳ的烷鏈會變短，並轉變爲極性更強的親水性化合物」是指疏水性、亦即具備容易與油親近性質的碳鏈會被切割得四分五裂，然後分解。「極性」是指在化學結構式（後述）中的龜殼部分。極性強就表示會轉化爲容易與水親近的親水性化合物。碳被切割而變短，這表示溶於油的可能性會降低，就整體來說，會變得易溶於水。因此結果就是，ＬＡＳ會經由從肝臟流出的膽汁被分泌至腸，並成爲糞便被排出。

另一方面，被運至腎臟的LAS的代謝物會被送至膀胱，成為尿液被排出。在所有攝取的LAS中，將近有九十九%都會在二天後成為尿液、糞便被排出體外。

另一方面，接觸到大老鼠皮膚的LAS會附著在皮膚表面，即使經過了二十四小時，幾乎還是留在皮膚表面。雖然還是會透過皮膚吸收，但吸收率很低。經由皮膚吸收的LAS會被運至血管，接著就步上和經口攝取相同的命運。

經口攝取時，將近九十九%會被分解，成爲糞便與尿液排出。而經皮吸收也會步上和經口攝取相同的命運。換句話說，經皮吸收一樣有將近九十九%會被人體分解、排出。

在日常生活中，LAS暴露到人體（經由環境攝取的化學物質量）的情形，大致上有未戴手套使用清潔液時的皮膚暴露、因接觸洗好的衣服所造成的皮膚及經皮暴露、透過飲用水、食材、餐具攝取到體內的經口暴露。由於LAS不具揮發性，故不可能有吸入暴露的情形產生。

關於因洗潔液的皮膚接觸而對健康產生的影響，則有使用於人體手臂皮膚時，會有脫屑（Desquamation）與皮膚表層的乾燥情形產生，這顯示其具有皮膚刺激性。另外，含有C10～C13（十～十三個碳）的烷鏈的市售產品中LAS濃度一%的水溶液會導致手指間出現乾燥粗糙的狀況。不過，如果將清潔液中的LAS濃度調整到適當的使用濃度○．○四%時，則不會對人體皮膚造成影響。

如果LAS的濃度在○．一一三%、而市售清潔劑的LAS濃度在○．○九%以下，就不會對人體產生皮膚敏感性。至於其他因LAS的長期經口暴露而對人體健康及生殖等所造成的影響，則尚未有經過定量調查的結果與研究報告。由此可判斷為LAS不具遺傳毒性。

由上面的文獻內容可以知道，這份報告並不認爲其危險性會造成問題。此外，針對致癌性的問題，則表示如下。

在一項以一對雌雄大老鼠為對象的研究中，研究人員在大老鼠斷奶後就投與摻入L

AS的混合飼餌給它們吃，整個試驗長達二年，結果並未發現有因投與量造成的癌症的情形。而在以每週三次，長達二年對大老鼠經皮投與LAS的試驗中，也未發現有因LAS造成的特異性癌症。

（以上引用、參考：獨立行政法人產品評估技術基準機構「化學物質的初期風險評估指針Ver.1.0」http://www.safe.nite.go.jp/management/data/5/initrisk.html）

我認爲文獻內容如上所示，只是輕描淡寫地做個結論而已。這就是政府的見解。我想，看了這樣的文獻報告，應該大多數的人都會以爲「所謂的經皮毒具有致癌性根本就沒有科學根據」。

但是，文獻中卻漏掉了一個非常重要的觀點，那就是「**雖說LAS九十九%不會經皮吸收，但那剩下的一%又會怎麼樣呢**？」這樣說起來好像是在吹毛求疵，但在實際的生活上，即使只是一%，也會引起嚴重的問題。

特別是這種每天食用、或從皮膚滲入的有害物質，即使只是微量，還是有可能會在人體中出現**微量慢性蓄積**的現象。而且這些物質一旦進入體內，就很難再排出了。特別是當這類

問題在於「1%的微量慢性蓄積」

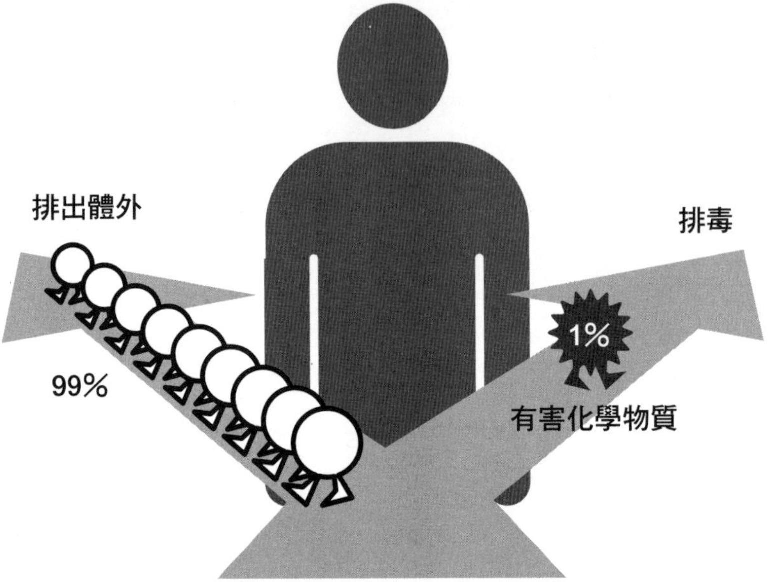

有害物質與重金屬等物質相結合並附著在蛋白質上時，就會變得很難排出。

另外，界面活性劑雖然會經由身體的代謝被排出，但在過程中，還是會通過細胞。其中的九十九%會被釋放至血液中，通過血管運至肝臟及腎臟，然後被分解。但是，剩下的一%則有可能一下子滑過細胞壁的油脂部分，進入細胞裡面。

即使只有一個有害物質進入細胞裡面，也不可就此斷言其不會對基因造成影響。而就算次數稀少不會產生影響，但如果數次增加至二次、三次，危險度就會逐漸增加。即使數量很少，但像清潔劑、洗髮精、牙膏等這些每天都要接觸的物品，如果在每次使用時都殘存一％的話，那麼在五年、十年後，就會在體內累積相當的數量。

那麼，對於無可避免就肆意進入體內的有害物質，我們該如何應對呢？這時候，在日常生活中「實施排毒」就具有重大的意義。

如果是像水俁病及鎘中毒這類因有害礦物質（重金屬）一次大量進入體內所造成的疾病，光靠每天一點點的排毒是來不及的，一定要接受醫學治療。但**如果是微量慢性蓄積，每天漸次性的排毒則非常有效**。不只是有害礦物質而已，有害化學物質及經皮毒也非常適用。

即使是被視爲「將近九十九％沒有問題」的經皮毒性，還是有一％累積於人體內的可能性，因此，不能否定這一％會在細胞內微量蓄積的可能性。**即使是國家許可的化學物質，只要有微量的一％的危險性，我們就必須努力在當天將其安全地排出體外**。

沒有人會像大老鼠實驗那樣把清潔劑喝下肚，但即使只是微量，只要還有可能造成影響，不免令人對具有致癌性及影響內分泌的化學物質（環境荷爾蒙）感到擔心，因此還是要十分小心。

・丙二醇——化學物質的運輸者

被稱爲「化學物質的運輸者」的丙二醇（PG），因爲分子量低、具有可以穿透皮膚的角質層，進而滲透至皮膚細胞的特徵。而其容易進入皮膚的特點，就使丙二醇同時扮演著幫助其他物質滲透皮膚細胞的「運輸者」角色。

丙二醇多使用於要讓藥效成分滲透進體內的藥膏貼布等外用醫藥品、化妝品等之中。不過，**滲透性佳則表示不單只藥效成分，就連有害化學物質也會一起被吸收至體內。**

另外，丙二醇無味無臭、且毒性低，故廣泛使用於日常生活中常見的洗髮精、牙膏、化妝品、清潔劑、生髮劑等保濕劑及乳化劑、潤滑劑、防凍劑、甚至是食品之中。

具保濕效果的丙二醇經常遭到誤解，其實「**丙二醇不會讓肌膚保濕，而是一種讓產品保濕的必要化學物質所致**」。

爲什麼丙二醇會成爲保濕劑呢？這是因爲丙二醇雖然也會溶於水，卻同時也具有難以凝固的性質。而且即使溫度下降，它也會維持穩定的型態。所以爲了不讓化妝品及牙膏凝固，丙二醇絕對是最佳選擇。

但是，**丙二醇和界面活性劑一樣，可能會進入細胞膜裡破壞細胞。**

細胞膜的內外構造爲「水、油、水」，油的部分扮演著屏障的角色。如果以房屋來比喻細胞，房屋就是因爲有細胞膜這面牆壁才能使構造穩定，但如果有丙二醇這類化學物質進入牆壁，牆壁（細胞膜）就會受損，使得屋內的水滲出或屋外的水滲入。如此一來，屋內就會受到影響，而失去房屋的正常功能。丙二醇及其他界面活性劑的作用就是會引起這類現象的作用。

一旦這些干擾的問題產生，就會連帶地使肝臟、腎臟、心臟及腦部也會出現功能性障礙。如前面所說的，丙二醇及其他界面活性劑的可怕之處就在於會對細胞膜產生作用，使細胞膜失去屏障的功能。

皮膚表面的屏障功能可以保護身體抵抗經皮毒，但丙二醇會在一開始就衝破這道防線。

幾乎所有的有害化學物質都會溶於油，因此有害化學物質會先破壞細胞表面，接著就侵入細胞內部，進一步帶來不良影響。這種根本的結構不論哪一種有害化學物質都是一樣的。基本上，所謂的有害化學物質都難溶於水，卻易溶於油，因此才會對細胞造成損害（請參考左頁的圖）。另一方面，有害礦物質基本上是會溶於水，但無法溶於油。因此它是在溶於水之後，才發生傷害的作用。

丙二醇的構造式與其對肌膚的作用

丙二醇

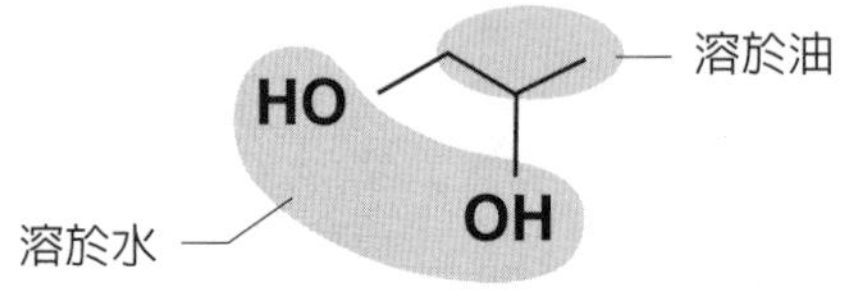

分子式	$C_3H_8O_2$
分子量	76.09g/mol

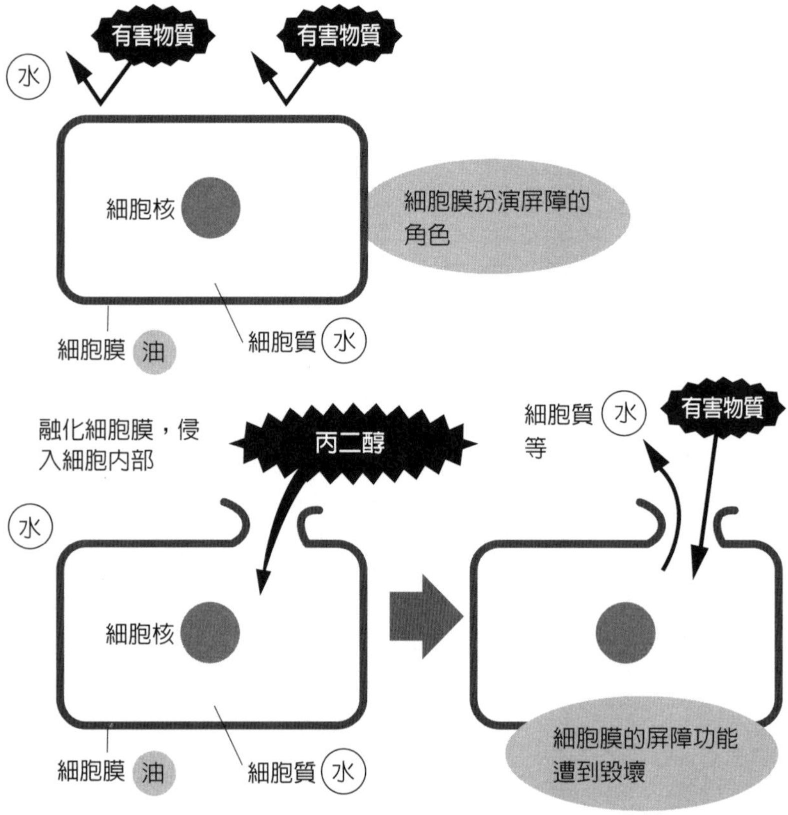

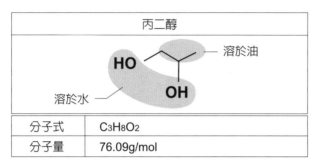

·十二烷基硫酸鈉

「十二烷基硫酸鈉」是一種陰離子性界面活性劑。陰離子性界面活性劑的構造爲十二個碳原子鏈連接著硫酸鈉。一般來說，碳數多的烷基具有易與油親近、易溶於油的性質。

十二烷基硫酸鈉多使用於乳化劑、起泡劑及清潔劑。在生活用品中，有牙膏、洗髮精、泡沫刮鬍膏；工業用品有地板清潔劑、引擎的去油劑、洗車用清潔劑等，用途眾多。

化妝品及護髮產品之所以會呈乳液狀，大部分的幕後藏鏡人就是這個十二烷基硫酸鈉。除了乳液及乳霜外，口紅、粉底、染髮劑裡面都有它。**十二烷基硫酸鈉一旦附著在皮膚上，就會破壞角質細胞的細胞膜，損壞皮膚屏障的功能**。當肌膚的皮膚屏障受損，那麼不只是十二烷基硫酸鈉而已，連在平常狀態下絕對不可能進入細胞的其他有害物質也會跟著一起進入，結果使皮膚成爲容易讓經皮毒進入的狀態。

·乙二胺四乙酸鈉

乙二胺四乙酸鈉（**別名「乙二胺四乙酸」**、**「乙烯二胺四乙酸」**、**「EDTA」**）對肌膚的刺激少，不易引起過敏，故使用於許多產品之中。另外，因其分子量小，會以經皮毒的型態

十二烷基硫酸鈉（Sodium Laureth Sulfate）	
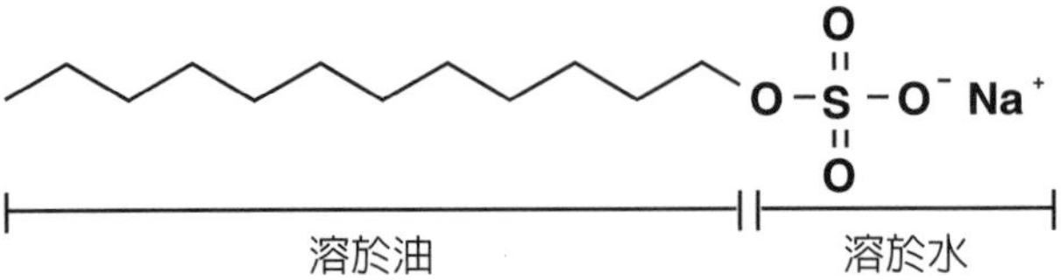	
別　名	十二烷基硫酸Na 烷基硫酸鹽（AS） 硫酸月桂酸鈉 NaDS, SLS, SDS
分子式	$C_{12}H_{25}NaO_4S$
分子量	288.38g/mol

從皮膚侵入體內。

乙二胺四乙酸鈉經常用於罐頭等製品之中，這是要利用乙二胺四乙酸鈉可以抓住金屬，抑制氧化的作用。實際上，**乙二胺四乙酸鈉會刺激皮膚、黏膜、眼睛，進而引起氣喘、皮膚出疹等過敏反應，一旦經口攝取，就會成為鈣缺乏症的主因，並造成血壓降低或腎臟功能障礙。**

但是，目前的「螯合治療（Chelation Therapy）：利用螯合劑（Chelating Agents）包夾體內的有害物質，並排出體外的治療方法）」就大膽利用這種乙二胺四乙酸鈉容易與金屬結合的性質，將其做成點滴，使用於抗老化（Anti-ageing）上。美國在治療狹心症及心肌梗塞時，為了避免心臟冠狀動脈繞道手術（Bypass Surgery），而選擇使用這種螯合治

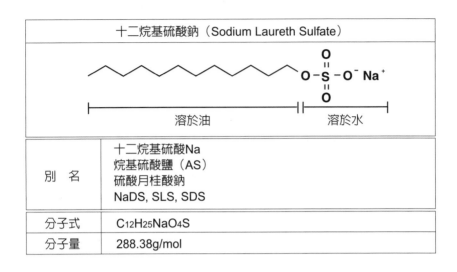

乙二胺四乙酸鈉（ethylenediaminetetraacetic acid）

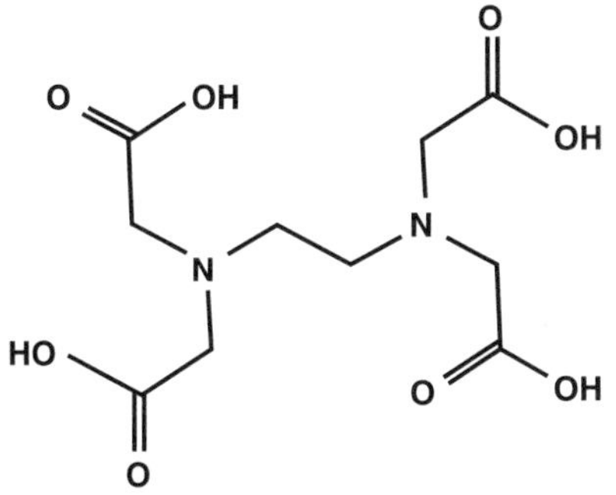

別名	乙二胺四乙酸鈉、EDTA 乙烯二胺四乙酸	分子式	$C_{10}H_{16}N_2O_8$
		分子量	292.24g/mol

療。由於目前還未確定進行冠狀動脈繞道手術與打點滴的效果哪一種比較好，因此目前美國還在進行治療試驗階段。

但在日本，由於是基於「抗老化」的觀點，進行和心臟手術完全無關的螯合治療，因此有不少年輕女性正在接受這種治療。不過，筆者認為還是必須注意其優缺點。

如前所述，乙二胺四乙酸鈉一方面會造成經皮毒，另一方面的螯合效果又值得期待，因此事實上是一種很難確切斷定其善惡的物質。

・焦油系色素

焦油系色素是一種合成著色劑，常被使用於粉底及口紅等化妝品、衣服等的染料、食品添加物

（成分表上會標示**紅色○號、青色○號、黃色○號**等）之中。

焦油系色素是一種由石油逐漸分解後，最後所留下來像殘渣一樣的東西。特徵爲**分子內具有致癌物質苯環（龜殼），毒性很強**。另外，**由於分子構造和細胞內遺傳基因的分子構造非常類似，故有破壞遺傳基因的危險性**。

就構造來說，焦油系色素具備容易被人體從皮膚及黏膜吸收的性質，又加上其屬於脂溶性，因此容易集中於腦細胞、骨髓細胞、生殖細胞等脂質（Lipid）的細胞之中，而一旦進入體內，並不會分解，只會不斷蓄積於人體。

雖然目前使用於食品的情況已經逐漸減少，但如果使用於經皮吸收的洗髮精、護髮乳、潤髮乳等產品之中，焦油系色素還是會穿過皮脂膜，通過角質層的屏障而進入細胞內。由於嘴唇屬於黏膜，幾乎沒有角質層，故焦油系色素會很容易地就被吸收至皮下組織。因此，建議各位最好不要長時間塗擦口紅。

‧鄰苯基苯酚（OPP、殺菌防腐劑‧抗氧化劑）

各位是不是曾經在購買進口水果時看過「OPP」這個標示呢？

鄰苯基苯酚（Ortho-Phenylphenol）	
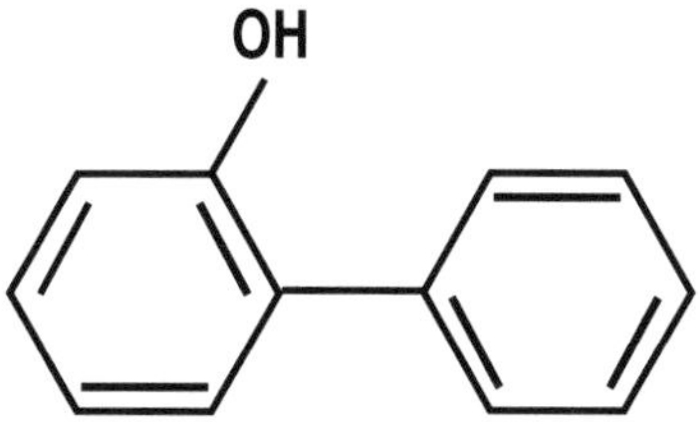	
別　名	OPP
分子式	$C_{12}H_{10}O$
分子量	170.21g/mol

進口的水果及穀類等因爲須要經過長時間運送，所以一般會在收成後，先噴灑一種名爲「Postharvest（採後）」的防霉劑及防腐劑、防蟲劑等農藥。

這種**OPP就是疑似有致癌性的採收後農藥**。而且會對眼睛與皮膚產生強烈的刺激。OPP等的殺菌防腐劑、抗氧化劑是像蠟一樣直接塗在商品上，即使殘留的物質量很微小，也會對人體造成影響。

・苯甲酸（殺菌防腐劑・抗氧化劑）

苯甲酸經常被當成防腐劑、食品保存劑，它被廣泛使用於起司、奶油、乳瑪琳等乳製品、以及醬油、調味醬、加工食品等許多食材及化妝品等之中。如圖所示，苯甲酸是一種含有苯環（龜殼）的物質。雖然只有少許，卻還是會溶於水。

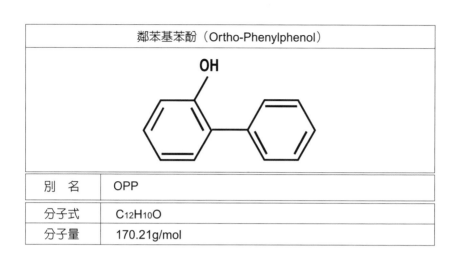

苯甲酸（Benzoic acid）	
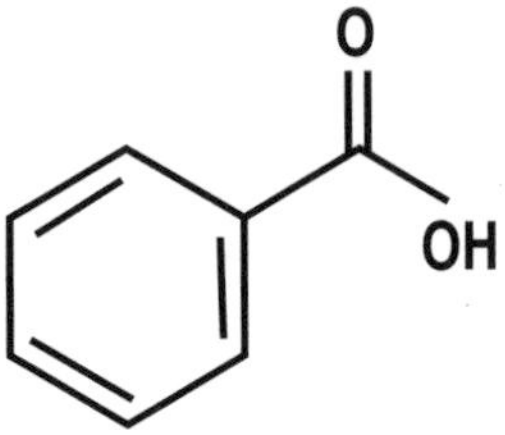	
分子式	$C_7H_6O_2$
分子量	122.12g/mol

前面所介紹的合成界面活性劑，它們的構造是具有蜈蚣般一樣的長鏈部分會溶於油，而最前面的龜殼則會溶於水。但是苯甲酸的構造即使沒有那麼明顯，卻還是會溶於油，而通過皮脂膜進入細胞內。

苯甲酸、OPP等的共通點就在於其**毒性皆會穿透皮膚的屏障構造而進入細胞。**

●從飲食中蓄積的有害礦物質（重金屬）

水銀、鉛、鎘、砷等有害礦物質和人工製造的有害化學物質不同，它們是自有地球開始就已經存在的。這些有害礦物質大部分都是從日常的飲食生活中一點一滴累積於人體之中的。

水銀（來自化石燃料的燃燒）及砷（來自火山的

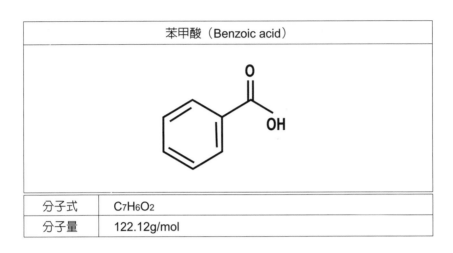

岩漿）從地底滲透至大海之中，再被海裡的生物，如魚蝦等吃下肚，然後再由人類吃進體內。至於鎘，由於泥土裡也含有鎘，因此進而由人類栽植的農作物所吸收，最常見的是，稻米的汙染。

如前所述，人體本來就具備一種構造，可以將長久蓄積於我們體內的這些有害礦物質順利排出。但是，人類爲了進步，有意無意地不斷地製造各種有害物質，這些有害物質有一些已經超越身體原本就具備的處理能力，因此我們還是必須設法積極地讓身體排毒。

・水銀

以往我們去牙科補牙時，常用的補牙填充物「水銀合金（或稱汞合金，Amalgam）」也是一種人工製造的物質。所謂的水銀合金就是水銀和銀、錫等的合金物質，被廣泛使用作爲補牙填充物的材料（現已證明汞合金對人體有毒害的可能，因此已漸漸被放棄使用）。

但是，口中的汞合金填充物在飲食的過程中，其中所含有的水銀等金屬成分會慢慢地溶化至唾液中。一旦金屬成分與食物成分相互連結，身體的免疫系統就會將其判斷爲有害身體的侵入者，而開始展開防護攻擊。這就是所謂的過敏反應。而當這種反應在腦部進行時，影響腦部神經系統的危險性也會提高。

水銀最大的問題就是水俣病也曾出現的**「神經毒性」**，即使進入人體的水銀含量並未達到足以引起中毒的症狀，但事實上只要有微量進入體內，就會逐漸使人體的酵素分解功能低落，而無法協助人體解毒，致使有害物質的毒性增強。

・鉛

鉛會妨礙人體骨骼的形成，也會將鈣質從骨骼中溶出。當鉛侵入體內並開始微量慢性蓄積時，不論年齡多寡，都會致使骨骼的密度逐漸降低。

據說**鉛會影響兒童的腦部發育，進而使其有易怒、以及過動的傾向出現**。因爲鉛會對腦神經系統造成影響，是一項不可忽略的重大問題。

我們現在已經知道有非常多的鉛是從自來水進入體內。這是因爲用於製造自來水管的材料之一——鉛會在不知不覺中以各種形式進入我們的生活，危害我們的身體健康。

我曾經對患有自閉症的兒童進行排毒治療，並且在臨床治療中發現，一旦當他們的體內排出水銀及鉛等物質之後，自閉症的兒童就會願意開始講話了。

許多日本的醫生及小兒科醫師都表示「對自閉症兒童做那樣的治療並沒有意義」，但在美國，卻將這樣的治療視爲理所當然，而對於反對「將有害物質排出體外的治療」感到不可思議。在實際進行治療後，我看見孩子們不但開始講話，還可以自己控制過動的症狀，並開始與人溝通，眞的很令人感動。

有害化學物質當中，最爲恐怖的是**ＰＣＢ**（**多氯聯苯**；Polychlorinated Biphenyl）。和鉛一樣，ＰＣＢ也會影響腦部發展。而當兩者一起發揮作用，就會很容易讓腦部發展出現相當嚴重的障礙。最近的研究報告顯示，鮪魚、鰹魚等的魚肉裡含有水銀，而油脂部分則含有ＰＣＢ。換句話說，如果某人因爲特別喜歡而只吃魚的話，不只是水銀，就連ＰＣＢ也會跟著進入體內，對腦部造成不良影響。**「ＰＣＢ會發揮甲狀腺荷爾蒙般的作用，阻礙腦部發展。」**日本東京都神經科學綜合研究所的黑田洋一郎先生也發表過這樣的看法。

在人氣指數極高的迴轉壽司店裡，孩子們開心地吃著壽司。也就是說，年幼的二、三歲孩童正和身體壯碩的大人攝取著相同濃度的水銀與ＰＣＢ。

當你要求「小孩子要保持安靜不講話」時，應該都沒想過原因居然可能就在迴轉壽司的生魚片之中吧？不過，我之所以這麼主張，並不是要你放棄飲食之樂，而是希望大家都能擁

在日常生活中蓄積的有害礦物質（重金屬）

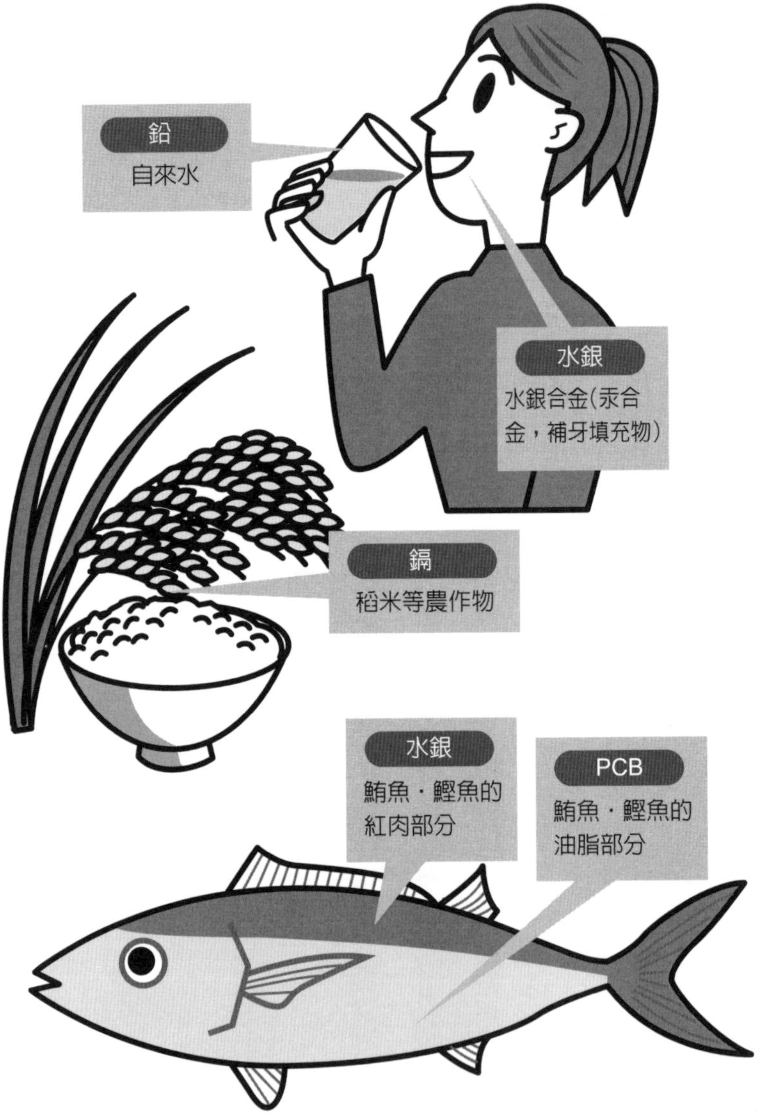

有「即使吃了也可以有辦法排出」的知識。

·鎘

鎘曾因爲公害病「鎘中毒」一度引起嚴重的問題，目前則因爲具有環境荷爾蒙性的影響而受到關注。這是因爲耕種的土壤裡含有許多鎘，那麼鎘同時也會微量滲透進稻米等的農作物之中。

即使只是微量污染，但是只要每天食用，還是會一點一滴地累積在人體內。**而只要體內的微量蓄積持續進行，結果就會和「鎘中毒」一樣，不只有可能影響骨骼，也等同於環境荷爾蒙對人體所造成的影響**。在實際以老鼠進行的動物實驗中，就具體指出了鎘會對生物體的荷爾蒙系統造成影響。

目前日本已有針對水銀、鉛及鎘等所做的「風險評估」。其結論爲：「關於魚體內的水銀濃度的動物實驗結果顯示，目前人類實際的食用量以動物的研究數據來推定，有害程度可說還很少，因此可以放心食用，沒有問題。」

實驗結果當然是正確的，但是，問題在於筆者不斷重申的「**微量慢性蓄積**」。水銀、鉛及

〈主要有害金屬的污染源與其對人體所造成的影響〉

●水銀

污染源……………………魚貝類、下水道、水銀合金（補牙填充物）、預防接種疫苗等

對身體造成的影響………腎臟・肝臟障礙、頭痛、感覺障礙、運動障礙、語言障礙、麻痺、食慾不振

●鉛

污染源……………………魚貝類、大氣污染、自來水管所使用的鉛、罐頭、染髮劑、香菸、廢氣、塗料等

對身體造成的影響………疲勞倦怠感、頭痛、抑制免疫反應、動脈硬化等

●鎘

污染源……………………農作物、大氣污染、香菸、飲用水、罐頭、石油、魚貝類等

對身體造成的影響………腎臟・肝臟障礙、高血壓、癌症、神經過敏等

鎘會和體內的蛋白質結合而變得無法排出體外，只得長年累積於人體之中。在經過五年、十年後，有可能會因爲某些影響而一舉爆發出來產生危害。

總之，所謂「將近九十九%會排出體外」，其實就表示還有一%會殘留下來。而只要有一%殘留，肝臟的功能就會因此而受到影響，當然對於有害物質的排出率也會變差。這樣的代謝狀況不僅會因成人、兒童而異，也會因爲個人體質與性別而有所不同。因此，我認爲人們應當基於這些個別差異進行排毒。

日本報紙〈朝日新聞「asahi.com」〉於二〇〇三年三月四日的報導中，有一

篇關於化學物質對兒童有害的報導。相關內容如下：

「對於嬰幼兒，化學物質、放射性物質的致癌危險性將較成人高出十倍」

相較於成人，兒童對化學物質的抵抗力低落了有三～十倍。美國環境保護局（EPA）首度訂定了將成人與兒童的差異納入考量的致癌危險性評估方針。該方針設定為，當對象為未滿二歲的嬰幼兒與胎兒時，在將來化學物質及放射性物質等對於該對象會引起癌症的危險性為成人的十倍；而當對象為二～十五歲的兒童時，則致癌的危險性至少會是成人的三倍。

和成人相比較，在成長過程中的兒童比較容易因化學物質及放射性物質而產生基因突變。另外，以動物實驗結果及廣島、長崎原子彈受害者健康調查等的資料為基礎，科學家也取得一些數據。

一九八六年訂定的舊有致癌危險性評估方針並未將成人與兒童的差異性納入考量。如果可以訂立新方針，則環境污染物質的環境影響評估就會變得更加嚴密。根據路透社的報導，目前已經有數個環境保護團體對於美國所提出的新方針，有了「如此一來，一向處於弱勢的兒童終於可以獲得保護」的評價。

●生活用品中充斥的危險物質

清潔劑、化妝品、洗髮精、沐浴乳……，這些我們日常使用的生活用品中，含有各種化學物質。這些有害物質會通過皮膚屏障侵入細胞，形成經皮毒的主因。

・廚房用清潔劑（浴室・廁所用、住宅用等）

許多廚房用清潔劑中含有的合成界面活性劑會減弱皮膚表面的屏障機能，提高經皮毒毒性的吸收率。由於這些是每天都會使用的廚房用清潔劑，因此有害化學物質會以慢性微量蓄積的途徑慢慢地進入體內。

・洗衣用清潔劑（漂白水、柔軟精）

洗衣用清潔劑也和廚房專用清潔劑一樣含有合成界面活性劑，而引起經皮毒。特別是洗衣用清潔劑，因爲要增加「洗淨作用」、「殺菌作用」、「漂白作用」等效果，因此其中所添加的有害化學物質會比廚房專用清潔劑更多。

．洗髮精（潤髮精、護髮乳）

頭皮的皮膚較薄，是比較容易經皮吸收有害物質的部位。頭皮的皮膚屛障只要稍微遭到破壞，就會使洗髮用品以外的其他有害物質也輕易滲入人體內。

洗髮精、潤髮精、護髮乳裡面不僅有合成界面活性劑，還含有保濕劑、乳化劑、著色劑等其他各種化學物質。

．染髮劑

染髮劑也會直接接觸皮膚薄弱的頭皮，因此其中的化學物質也會因而容易經皮吸收。根據報告，染髮劑裡的對苯二胺（p-Phenylenediamine，PPD）除了會對人體造成影響，引起支氣管氣喘、過敏、結膜炎、鼻炎外，也具有致癌性物質、環境荷爾蒙的作用。胺基酚（Aminophenol）、間苯二酚（Resorcinol）如果進入體內，可能會破壞氧，引起貧血。因此，

〈生活用品中充斥的危險物質①〉

●廚房用清潔劑（浴室・廁所用、住宅用等）

聚氧乙烯基醚硫酸鹽（AES）、烷基氧化胺（Alkyl Amine Oxide）、聚氧乙烯烷醚（Polyoxyethylene Alkyl Ether，透明乳化劑）等

●洗衣用清潔劑（漂白水、柔軟精）

聚氧乙烯烷醚（Polyoxyethylene Alkyl Ether）／直鏈烷基苯磺鈉（LAS）／脂肪酸乙醇胺（Fatty Acid Ethanol Amine）／蛋白質分解酵素（Protease）等

●洗髮精（潤髮精、護髮乳）

十二烷基硫酸鈉（Sodium Laureth Sulfate）／丙二醇（Propylene Glycol）／二乙醇胺（Diethanolamine）／苯甲酸（Benzoic Acid）、苯甲酸鈉（Benzoate）／乙二胺四乙酸（EDTA，Ethylenediaminetetraacetic Acid）、乙二胺四乙酸鈉（EDTA-2Na、EDTA-3Na、EDTA-4Na）」等

●染髮劑

對苯二胺（p-Phenylenediamine，PPD）、胺基酚（Aminophenol）、間苯二酚（Resorcinol）、焦油系色素

建議各位千萬不要讓缺乏抵抗力的兒童染髮。

另外，染髮時，也會使用會讓染髮劑產生致癌性的**焦油系色素**。

・牙膏

和「**經皮吸收**」相比，牙膏的「**黏膜吸收**」更讓人擔心。由於嘴巴裡的黏膜不具角質層，無法發揮屏障功能，如此反而會讓有害物質輕易通過。

特別是兒童用牙膏，由於其中還添加草莓口味、哈密瓜口味

〈生活用品中充斥的危險物質②〉

●牙膏

丙二醇（Propylene glycol）、十二烷基硫酸鈉（Sodium Laureth Sulfate）、苯甲酸鈉（Benzoate）

●漱口水

丙二醇、香料、酒精、聚乙二醇（PEG，Polyethylene Glycols）

●抑汗劑

氯化苯銨松寧（Benzethonium Chloride）、鄰苯二甲酸酯類（Phthalate Esters）、鋁鹽類（Aluminum Chlorohydrate）、丙二醇

等香料及人工甘味劑，所以危險度更高。

·漱口水

還記得「幫口腔除菌・殺菌！」這類漱口水的廣告嗎？漱口水確實具有除菌、抗菌作用，但是所謂的殺死細菌，就表示是會把口腔內負責整理環境、與蛀牙菌作戰的重要口腔常在菌也一併殺死。

漱口水和牙膏一樣，也是在容易吸收有害物質的口腔內使用，因此同樣很危險。即使我們會在漱口後吐出，還是會有微量的有害物質殘留在口腔中，有時甚至還會吞進肚裡。

·抑汗劑

抑汗劑大部分是對著腋下噴灑的揮發性產品。揮發

性的化學物質不止會經皮吸收，由於是在腋下這種接近臉部的部位進行噴霧，因此很有可能會藉著吐納之間吸入體內。

抑汗劑所使用的鄰苯二甲酸酯類（Phthalate Esters）是被列入環境省（相當於台灣的環保署）調查對象的一種環境荷爾蒙，據說這種化學物質會引起婦女病及對胎兒造成影響。

醫學月刊『Journal of Applied Toxicology』二〇〇六年四月號就有刊登一篇「抑汗劑含有的鋁鹽類（Aluminum Chlorohydrate）可能會提高罹患乳癌的風險」的報告。此外，報告還指出：「**鋁鹽類會通過皮膚進入體內，進而出現與可能導致乳癌風險的雌激素（Estrogen）的類似作用。**」

由於抑汗劑會在接近胸部的腋下噴灑，因此胸部會更容易受到鋁鹽類的影響。特別是如果是在剛剃完腋毛後，就對受傷的皮膚使用抑汗劑的話，鋁鹽類的經皮毒性就會更加提高，這點要特別注意。

・除臭劑・芳香劑

一般來說，許多除臭劑、芳香劑都使用和防蟲劑相同成分的化學物質。另外，衣服的防

〈生活用品中充斥的危險物質③〉

●除臭劑・芳香劑

對二氯苯（Paradichlorobenzene）

●沐浴乳

碳酸氫鈉（Sodium Hydrogen Carbonate）、著色劑、芳香劑、硫酸鈉（sodium sulfate）、乙醇、丙二醇

蟲劑、芳香劑、除臭劑等不只會**經皮吸收**，也會經由呼吸而由鼻**黏膜**所**吸收**，因此這些是需要特別小心使用的生活用品。

二○○○年時，厚生勞働省就曾針對芳香劑及除臭劑內所使用的**對二氯苯（Paradichlorobenzene）**提出室內空氣中化學物質的室內濃度指標值。

如果你所使用的芳香劑及除臭劑的標示成分中有含對二氯苯時，請務必記得勤讓室內空氣保持流動通風。

・沐浴乳

沐浴乳的主要成分是碳酸氫鈉（Sodium Hydrogen Carbonate），又稱為小蘇打。小蘇打本身並沒有問題，問題在於沐浴乳裡為了增添顏色及香味而使用的著色劑及芳香劑、以及經皮毒的運輸者——**丙二醇**。由於通常在沐浴時我們的體溫會升高，皮膚細胞會因此活化，化學物質的吸收率也會提高，所以使用時要特別留心。

・塑膠製品

從農業、工業用的塑膠產品到兒童玩具，在這些已被廣泛使用的塑膠製品中，有些還摻雜了**鄰苯二甲酸酯類**這種化學物質。目前在動物實驗中，已有報告顯示，**即使只有微量，這種化學物質還是會引起異位性皮膚炎**。

至於嬰兒專用餐具及營養午餐所使用的聚碳酸酯（Polycarbonate，PC）中所含的**雙酚甲烷A**（Bisphenol A）則具有**會在高溫下，溶出具有雌激素（Estrogen）作用的環境荷爾蒙物質**的性質。另外，塑膠製的浴缸因爲放滿熱水而達到高溫，此時也會使有害物質溶出，而使得人體經由皮膚吸收有害物質的危險性。

・橡膠製品

一般洗衣服及洗餐具等時所使用的橡膠手套也是利用石油化學物質製造的合成橡膠製品。合成橡膠製品含有對身體有害的化學物質，也是經皮吸收，因此媽媽們千萬不可大意。

〈生活用品中充斥的危險物質④〉

●塑膠製品

鄰苯二甲酸酯類（Phthalate esters）、雙酚甲烷A（Bisphenol A）、抗氧化劑、難燃劑

●橡膠製品

乳膠

●農藥・殺蟲劑

DDT、氯菊酯（Permethrin）、二氯松（Dichlorvos）

●「致病屋」、「致病車」

甲醛（Formaldehyde）、甲苯（Toluene）、二甲苯（Xylene）、對二氯苯（Paradichlorobenzene）、乙苯（Ethylbenzene）、苯乙烯（Styrene）等

・農藥・殺蟲劑

大賣場、超市、以及藥房都有販賣驅除蟑螂、蚊蠅、跳蚤等的家庭用殺蟲劑，這些殺蟲劑中多半含有致癌性物質及會引起神經障礙、生殖異常、免疫力下降等問題的成分。

在夏季最被頻繁使用的電蚊香裡也含有和農藥相同成分的**除蟲菊精類（Pyrethroid）的殺菌劑**。除蟲菊精類的殺菌劑是化學合成物質。把它與會產生煙霧的蚊香相比，由於電蚊香不會發出臭味，常讓人忘記自己正在使用它，所以如果是密不通風的空間中使用時，殺蟲劑的濃度有時候甚至會比在屋外噴灑的農藥還要高。

特別是兒童對於化學物質的抵抗力比較弱，因此建議各位在使用殺蟲劑後，要記得擦拭地板

及榻榻米，並且讓室內保持充分通風的狀態，如此才能讓兒童保持不直接接觸到殘留藥劑的安全環境。另外，電蚊香也要小心謹慎使用。千萬不能把殺蟲的藥劑當成是對寵物或人類無害的。

「致病屋（Sick-house）」、「致病車（Sick-car）」

相信大家應該聽過「病態建築物症候群（Sick Building Syndrome，簡稱SBS）」這個用語吧。這是一種由新屋或因爲房屋改建而使得屋內釋放出**甲醛**等有害化學物質，並因此使得人體出現各種症狀的疾病。

二〇〇四年，國際癌症研究機構（IARC，International Agency for Research on Cancer）將甲醛列爲「具致癌性的物質群組一」。另外，日本厚生勞働省繼一九九七年首度針對甲醛設定室內指標值之後，也進一步對**甲苯**（Toluene）、**二甲苯**（Xylene）、**對二氯苯**（Paradichlorobenzene）、**乙苯**（Ethylbenzene）、**苯乙烯**（Styrene）等十三種化學物質設定室內濃度的指標值。

這類化學物質會經皮吸收成爲經皮毒在體內累積。一旦毒素達到極限值，就會使人體引

粉底、口紅、眼影、睫毛膏、化妝水、乳液、保濕乳霜、防曬乳、美髮水、護髮素、抑汗劑、護手乳、除毛乳液、卸妝水等產品之中的主要合成化學成分

●丙二醇（PG）

使用商品……各種化妝品

使用目的……保濕劑、濕潤劑

●十二烷基硫酸鈉

使用商品……各種化妝品

使用目的……保濕劑、濕潤劑

●乙二醇脂肪酸酯

使用商品……各種化妝品

使用目的……光澤劑（珠光劑）、乳化劑

●鄰苯基苯酚（OPP）

使用商品……各種化妝品

使用目的……殺菌劑、防霉劑

●二苯甲酮（Oxybenzone）

使用商品……護髮素、美髮水、防曬乳、口紅

使用目的……殺菌劑、化學安定劑、紫外線吸收劑

●三氯沙（Triclosan，亦稱為三氯苯氧酚，Trichloro Hydroxy Diphenyl Ether）

使用商品……抑汗劑、眼影、頭髮化妝品

使用目的……防腐劑、殺菌劑、去頭皮屑劑

●對羥苯甲酸酯類（苯甲酸酯）

使用商品……乳液類、眼影、睫毛膏、口紅等各種化妝品

使用目的……防腐劑

●酚（異丙基甲酚，Isopropylphenol）

使用商品……生髮劑、美髮劑、護手乳、口紅、除毛乳液

使用目的……殺菌劑、防腐劑、防霉劑、抗氧化劑、收斂劑、紫外線吸收劑

●丁羥甲醚（BHA）

使用商品……各種化妝品

使用目的……抗氧化劑

●鄰苯二甲酸類

使用商品……乳液、乳霜、化妝水、粉底

使用目的……保香劑、溶劑

●二苯甲酮

使用商品……防曬乳

使用目的……紫外線吸收劑、保香劑

●聚氧乙烯醇辛基苯酯

使用商品……各種化妝品

使用目的……界面活性劑

●聚氧乙烯醇烷基苯酯

使用商品……卸妝水

使用目的……界面活性劑、濕潤劑、乳化劑、洗淨劑、氣泡劑、可溶化劑

●聚氧乙烯壬基苯酯

使用商品……卸妝水

使用目的……界面活性劑、乳化劑、分散劑、洗淨劑

發病態建築物症候群或化學物質過敏症。

WHO世界衛生組織指出，只要在新屋或房屋改建後，家人之中有人出現眼睛或鼻喉黏膜刺癢、皮膚出現蕁麻疹或濕疹、容易疲倦、頭痛、無法喘息或氣喘、暈眩、噁心、嘴唇等黏膜乾燥、以及對刺激有敏感反應等症狀的其中之一或兩項以上，就可以確定是罹患了「**病態建築物症候群**」。

此外，最近的「**致病車**」現象也成爲大家關注的問題。

當你坐進新車時的那股獨特的香味，其實是汽車內的儀表板、座椅、底座等內裝材料所使用的**三氯乙烯**（Trichloroethylene）、**四氯乙烯**（Tetrachloroethylene）、**甲醛**、**甲苯**、**苯**、**二甲苯**等有害化學物質的味道。

這些有害化學物質和致病屋的狀況一樣，會使人體出現化學物質過敏反應，而其中的一部分則被點名爲具有致癌性。

根據大阪府立公眾衛生研究所主任研究員——吉田俊明氏在這三年中所做的調查發現，一〇一種日本國產車全部都含有有害化學物質。

●全成分標示難以辨識化妝品的毒性

相信有不少人因爲聽到別人說：「每天使用的化妝品裡面摻雜了許多化學物質。」而趕緊去把瓶子背面的全成分標示拿出來察看，結果卻發現，看了老半天卻還是理不出頭緒。因此，筆者嘗試將主要化妝品所含有的成分整理在下頁的圖裡。

在這裡要請你特別注意的是，成分表中所標示的乳液及粉底、防曬乳等所使用的複數化學物質相互混合，我認爲這樣的方式將因爲化學物質間的相互作用而產生更高的有害性。

在許多化妝品裡，也都含有被稱爲運輸者的合成界面活性劑——**丙二醇**以及像**十二烷基硫酸鈉**一樣，負責破壞角質，使化學物質容易滲入的物質。但筆者無法在這裡一一爲你分析經皮毒的影響。

因為全成分標示而改變的生活用品成分表

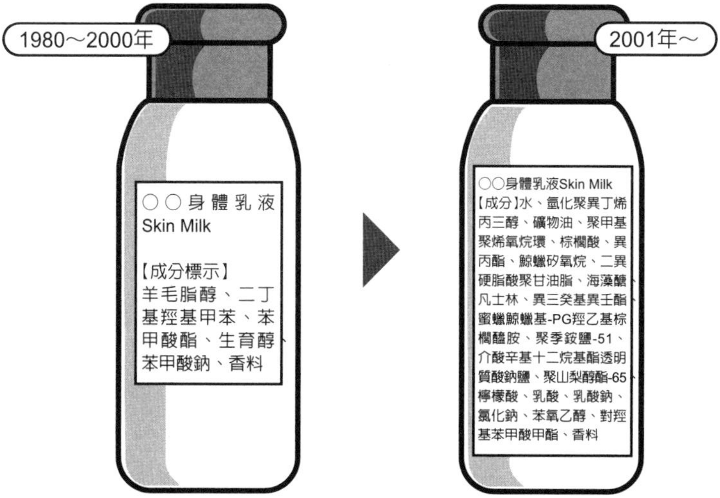

只標示出標示（指定）成分的產品

目前為全成分標示。你看得出來哪一樣有害嗎？

●芳香精油也含有害物質

有些芳香精油中也使用了石油系乙醇溶劑的合成界面活性劑及農藥。由於有時候我們會將精油直接塗抹在肌膚上，因此建議各位，選擇芳香精油時還是要以成份的純度爲購買時的考量，盡量選擇百分之百純天然、沒有使用農藥等有害物質的精油。因爲即使你已經特地選用有機原料，但是只要一不小心沒有發現其他成分裡含有有害的化學藥品，還是會造成經皮毒的。

此外，受歡迎的「精油蠟燭」雖然能營造令人身心放鬆的空間，但須特別注意的是，目前有些蠟燭製造商已經改用**石蠟**（Paraffin）這種物質來取代傳統蠟燭所使用的蜜蠟。這種石蠟是一種精鍊石油時所產生的物質，含有**苯**、**丙酮**（Acetone）、**鉛**、**水銀**等有害的毒素。如果不小心選用了由石蠟製成的精油蠟燭，可能會引起頭痛等症狀。

建議你，在選擇精油蠟燭時，要先確認蠟燭的成分並不是石蠟才購買。

●寵物商品裡也摻有毒物

二〇〇七年五月，中國出口到美國的寵物飼料裡被檢驗出有害物質**三聚氰胺**（Melamine）。這個事件不只使得消費者降低對中國產品的信賴度，也令人開始思考寵物商品中有害物質的問題。

在寵物所吃的飼料包裝上，有沒有**BHA**（Butylated HydroxyAnisole，是一種抗氧化物，用來加進食物裏，防止食物變壞。）、**BHT**（Butylated Hydroxy Toluene）、**乙氧基奎寧**（**Ethoxyquin**）等標示呢？BHA與BHT是抗氧化劑，可防止含脂肪的成份腐壞，而此兩種成份一直被懷疑是致癌物質，也曾有實驗證實它們與損害肝臟、影響新陳代謝和增加膽固醇有直接關係。上述三種都是急性毒性強、具有致癌性、致畸胎性（Teratogenicity）、會引起繁殖不全（不會發情・不孕）等的抗氧化劑，目前已經禁止使用於人類的食品之中，並且對於可使用的添加量也有嚴格的規範。因此建議各位在選購寵物食品時，務必要先仔細確認成分標示，再從中選擇安全的商品購買。

在寵物的經皮毒中，較為令人擔心的也是沐浴乳等直接接觸皮膚的用品。寵物的皮膚比人類還要薄，因此屬於容易吸收經皮毒的體質。當各位要將寵物送到寵物美容店去的時候，有沒有事先確認寵物美容店所使用的沐浴乳成分呢？值得特別注意的是，有些沐浴乳瓶身並沒有成分標示的標籤，但請你千萬不要被「對皮膚溫和」或「自然無害」等廣告詞彙所迷惑。為了心愛寵物的健康，即使是寵物用的沐浴乳，也要記得檢查一下成分。

第3章

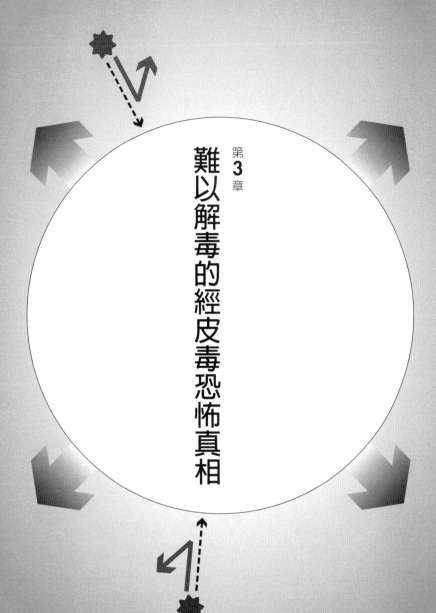

難以解毒的經皮毒恐怖真相

有害物質會從皮膚吸收！

再進入經皮毒的說明之前，我必須先讓各位對於「皮膚機能」和解毒機能有同等程度的理解才行。

肌膚看起來雖然只有薄薄的一片，但實際上，肌膚是屬於雙層構造，表面為「表皮」，裡面為「眞皮」，而連接表皮與眞皮的接合部分就是「基底膜」。

如果進一步檢視皮膚外側的「表皮」，則可以如圖分成「角質層」、「有棘層」、「顆粒層」、「基底層」等等。

我們每天忙著照顧保養的最上層的表皮細胞是從最下層的基底層生成的，每經過一定期間後，就會由基底層依序往上推出，一旦表皮細胞到達表皮最上層的角質層時，就會自然地剝落。

這就稱為「**代謝**（Turnover）」。這個在基底層生成的細胞直到剝落為止的循環，通常是以二十八天為單位進行的。

皮膚構造與代謝結構

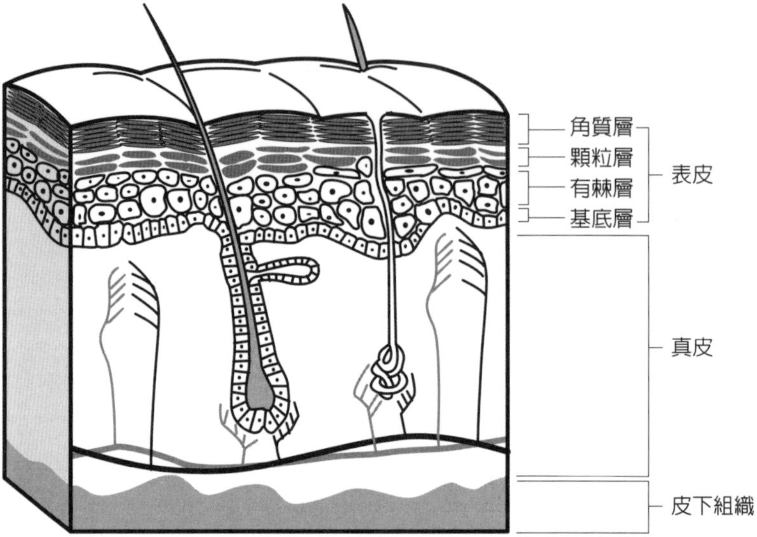
角質層
顆粒層
有棘層
基底層
表皮
真皮
皮下組織

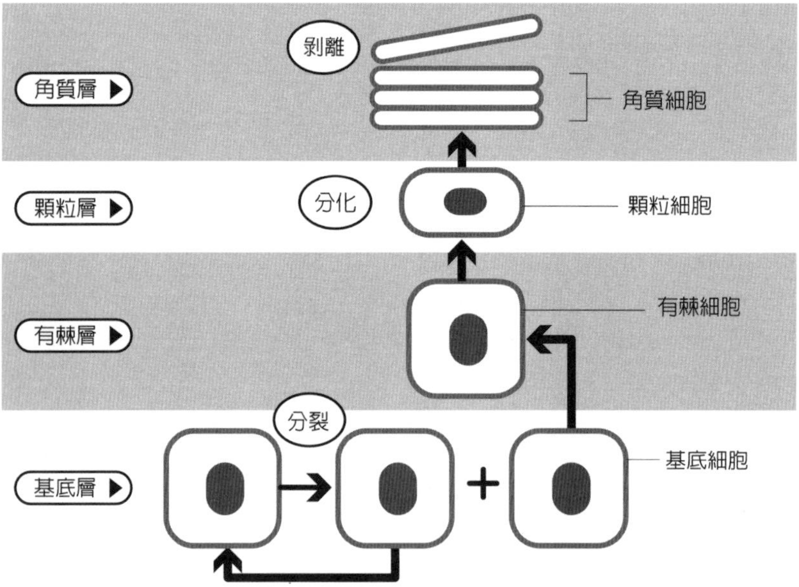
剝離
角質層
角質細胞
顆粒層
分化
顆粒細胞
有棘層
有棘細胞
分裂
基底層
基底細胞

請看一下皮膚的剖面圖。

如果要大致區分，可以從外側開始分成「表皮」、「眞皮」、「皮下組織」等三層構造。在皮膚中，表皮部分是最薄的，厚度約〇．二公釐。雖然如此之薄，卻也擔負著防止雜菌侵入、保持水分的重要功能。

位於表皮最外側的皮脂膜是皮膚表面皮脂成分最多的部位。

皮脂膜構造爲防水的屏障構造，可以利用皮膚表層的油脂將易溶於水的物質彈開，使該類物質無法輕易進入皮膚內部。不僅如此，皮脂膜也可以防止水分從皮膚內側蒸發出去。如果擁有狀況良好的皮脂膜，就會使你的肌膚呈現水嫩的狀態。

接著來看眞皮。眞皮的平均厚度約爲二公釐，其中的七十%是一種名爲「**膠原蛋白**（Collagen）」的蛋白質。另外還有微量、約佔整體二%的「**彈力蛋白質**（Elastin）」成分，這種成分可以維持皮膚的彈性。表皮雖然是細胞的集合體，但眞皮組織裡的細胞很少，主要成分爲蛋白質纖維及多醣類（Polysaccharides）。

前面曾經提過，表皮會以一定的週期再生，但眞皮卻很難再生。眞皮是由膠原蛋白及彈力蛋白質等所組成，因此只要眞皮增加，肌膚彈性就會增加，皺紋也會因此被拉平。

真皮的構造──膠原蛋白與彈力蛋白質

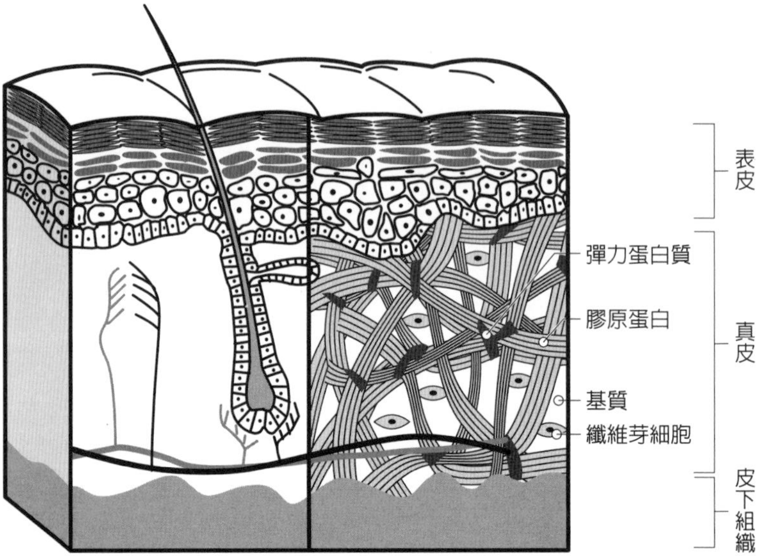

構成眞皮的膠原蛋白同時扮演著柱子與牆壁的角色，因爲如果只有柱子，構造就會傾倒，因此其中還需要彈力蛋白質扮演釘子的角色，在其間進行補強的工作。只要擁有彈力蛋白質，即使是快傾倒的柱子，也會被重新再撐起來。

皮下組織具有維持皮膚與體內組織保持結合的功能，同時也具備了含有許多脂肪的疏水性（不溶於水，但會溶於油的性質）的性質。

雖然我們的肌膚擁有如此精密的機能，但是如果在最上層的皮脂層上有易於溶解的化學成分進入的話，會產生什麼結果呢？簡單來說，結果是化學成分有可能會輕易地通過這層皮脂膜。而這種化學成分，就是會造成**經皮毒**的**合成界面活性劑**。

由於合成界面活性劑具有包覆油脂、使其溶化的功能，因此它會通過皮脂膜，一下子就溶入角質層裡。

一旦合成界面活性劑這種高濃度的經皮毒物質附著到皮膚表面，就會如同自然法則中的水往低處流一樣，很輕易地從皮膚表面滲入皮膚內部，並逐漸往低濃度的組織流去。

滲入的合成界面活性劑會進入角質下方的顆粒層及有棘層，並開始蓄積。而當其從眞皮進入脂肪層後，也會蓄積在這個脂肪層。

如果再繼續滲入，就會遇到血管。血管內部雖然是水，但血管本身卻是近乎油份的構造，故合成界面活性劑可能會輕易穿透血管，進入血液中。

換句話說，只要能通過肌膚屏障就代表有害物質流進脂肪及血管的可能性會提高。如前所述，肌膚的屏障機能對水來說是一道屏障，但對擁有合成界面活性劑這類機能的經皮毒來說，根本就不算屏障。

由此可知，如果要採取對付經皮毒的措施，比較聰明的作法就是不要過度清除肌膚的皮脂膜。而具體來說就是「不要用力刷洗」、「少使用去污力強的清潔劑」。

目前大受歡迎的、具有「深層潔膚（Peeling）」功能的產品也一樣，只要去除表皮的皮脂膜，就會使皮膚呈現門戶大開的狀態。在深層潔膚後塗抹化妝水及乳液等，會比較容易滲入，也因此你會覺得皮膚變得極爲柔嫩。或許您會誤以爲「吸收力眞好」，但是其實這是因爲化妝水及乳液中含有的經皮毒物質已經滲入內部，正在傷害皮膚屏障的關係。

洗澡時所使用的擦澡巾等也是相同道理，如果用力將肌膚搓到紅通通的，皮膚就會陷入不易再生的狀態，傷害可說是非常大。

現代人的潔癖很嚴重，喜歡使用各種具有抗菌作用的抗菌商品。雖然，除菌是必要的，但過度的去污就會損害肌膚本來的屏障機能。因此我認爲重點應在於去除已成爲皮膚污垢的物質即可，而要避免過度去除皮脂膜。

由石油製成的化學物質會引起經皮毒的問題，而且，只要有容易滲入我們體內中性脂肪部位的成分進入，那麼從此將無法完全免除經皮毒的危害。

既然無法完全消除，那麼，除了要努力「**遠離經皮毒**」外，也要思考「**保護身體不受經皮毒侵犯**」的方法。

擦澡巾及深層潔膚也和化妝品一樣，我們使用後之所以會感覺「肌膚變光滑」，恐怕就是表面的角質層及皮脂膜都已經被去除了。這是我們必須要確實認知的一點。

我們的皮膚表面呈弱酸性，pH值維持在四．五～六之間。而皮膚表面存在著肉眼不可見的常在菌，就像腸道內的腸內細菌會釋出乳酸，使腸道維持偏酸性一樣，皮膚表面也有一種叫做表皮葡萄球菌（Staphylococcus epidermidis）的細菌。這種表皮葡萄球菌是存在於皮膚的常在菌。

當皮膚沒有傷口時，這種菌就不會作怪。反而會因爲常在菌讓皮膚維持酸性，而使皮膚呈現健康的狀態。但是，一旦使用含有次氯酸鈉（Sodium hypochlorite）之類成分的漂白劑，那麼，這些強酸性的液體不僅可能殺死雜菌，甚至會連保護肌膚的常在菌都一併消滅掉。

只要將皮膚的pH值維持在四．五～六，且有常在菌存在，就可說是健康的皮膚。另外，會有皮膚過敏現象出現的人的皮膚會在酸性、鹼性中不斷變化，也就是皮膚呈現不穩定的狀態。至於不會過敏的人也一樣，有時候會因爲化妝水中所含的氫氧化鉀（Potassium hydroxide）等而使皮膚變成偏鹼性。

各位是否曾在化妝品上看見**「氫氧化鉀（KOH）」**的標示。

氫氧化鉀通常被使用於化妝水等之中，是一種屬於「鹼性」的物質。由於這會讓皮脂變

要注意氫氧化鉀！

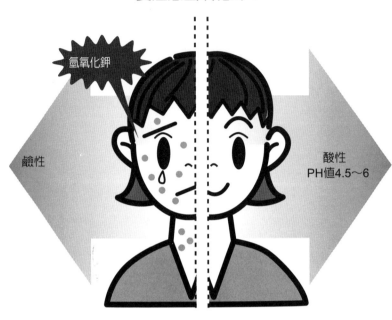

得容易溶化，所以才會讓人產生化妝品的吸收度很好的錯覺。事實上，這只是某種程度地軟化皮膚的角質部分，好讓排列緊密的皮膚打開縫隙，讓化妝品、保養品等容易進入皮膚內而已。

換句話說，讓化妝、保養品更好吸收，也就代表可能會減弱皮膚屏障的機能。而這類效果不只限於化妝、保養品而已，消毒液等也是一樣。

有過敏症狀的人的皮膚容易發炎。只要摳抓患處，皮膚就會受傷，表面角質的屏障構造就會受損，並且使得各種成分更容易進入，因此要特別留意。

這樣說起來，似乎任何東西都可以通過肌膚的屏障，但其實只要不是大量地附著在皮膚上，有害物質就不會輕易滲入。

不過，諸如清潔劑、洗髮精、化妝品等，雖然每次使用的量很少，卻會因爲反覆使用而可能在脂肪層不斷累積。實際上，這些清潔產品之所以曾被指出有可能引起經皮毒問題的原因，有可能是因爲每天不斷地使用所致。就這層意義來說，「**微量慢性蓄積**」還是無可避免的。

「守護」身體，避免有害化學物質從外部侵入體內是必要的，而即使有害物質無可避免地侵入皮膚表層，只要肌膚的角質未有損傷、常在菌存在狀態正常、pH值維持在弱酸性的狀態，皮膚還是能夠發揮完全的屏障機能。

將肌膚維持在良好狀態，就可以達成「守護身體，避免有害物質入侵」的目的。

石油系化學物質會通過皮膚的網眼

爲什麼石油系化學物質會通過皮膚的網眼構造呢？

主要原因在於皮膚的「**神經醯胺**（Ceramide）」。接著來看神經醯胺（細胞間脂質）與化學物質之間的關係。

皮膚的表皮呈現出一種三明治狀態，即「表面的角質細胞、神經醯胺、表皮細胞」三層構造。至於更表面的**皮脂膜**則是由從皮脂腺分泌的皮脂與從汗腺分泌的汗混合而成的脂肪酸、角鯊烯（Squalene）、蠟（wax）等所構成的膜。

另外，如磚瓦般排列的角質細胞裡，含有飽足的水分。這些水分屬於「**NMF**（Natural Moisturizing Factor）」，又稱爲「**天然保濕因子**」。

NMF是由尿素、氨基酸、鈉羥基皮酪烷酮（Sodium Pyrrolidone Carboxylate）、乳酸等約二十種物質所組成，其中任何一種物質都具有貯存水分的功能，負責讓肌膚維持水潤。

神經醯胺是填補皮膚角質層中的補細胞與細胞間空隙的主要成分，角質層經常被比喻爲

表皮的構造與皮脂、NMF、神經醯胺的成分

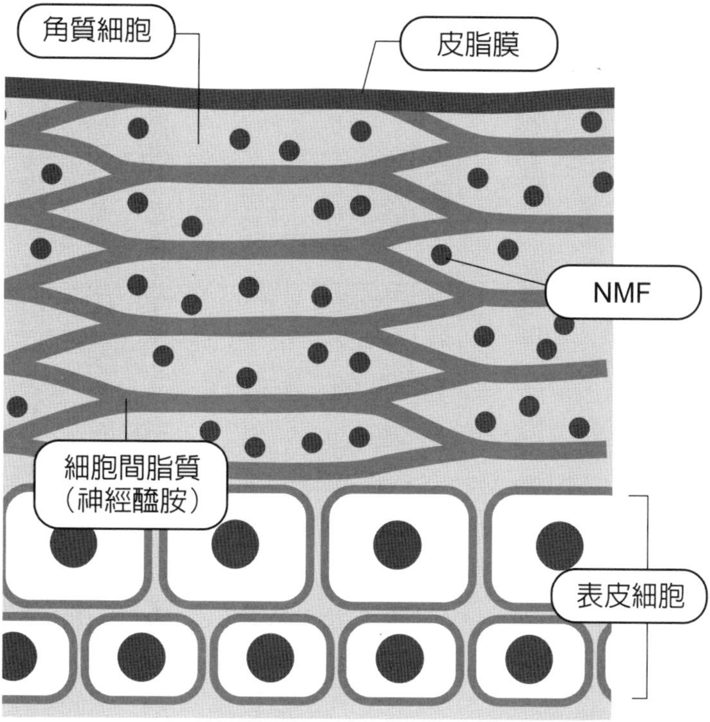

皮脂的成分

角鯊烯	10%
三酸甘油脂	25%
單甘酸油脂、二甘酸油脂	10%
蠟	22%
脂肪酸	25%
酯化膽固醇	2.5%
膽固醇	1.5%
其他	4%

NMF的成分

氨基酸類	40%
礦物質	18.5%
鈉羥基皮酪烷酮	12%
乳酸鈉	12%
尿素	7%
其他	10.5%

細胞間脂質（神經醯胺）的成分

脂肪酸	20%
酯化膽固醇	10%
膽固醇	15%
神經醯胺	50%
神經鞘苷	5%

磚牆，而負責讓磚塊之間連結的就是神經醯胺。神經醯胺是一種神經鞘脂質（Sphingolipid），佔角質層細胞間脂質的五十%，是角質屏障機能的必須成分。

藉由「皮脂膜」、「NMF」、「神經醯胺（細胞間脂質）」三者的作用，角質層裡面就會充滿水分。而這也就是所謂的「**保濕機能**」。

那麼，皮膚的「**屏障機能**」又是如何呢？**在屏障機能中，扮演最重要角色的也是「神經醯胺」**。

目前已知存在於角質層的神經醯胺具有七種構造。神經醯胺在其構造上，可以分爲容易與油親近的部分（疏水基）與容易與水親近的部分（親水基），它可以使水分維持在內部。

這裡比較有問題的是它的化學結構式。

如下頁圖，我將神經醯胺與界面活性劑「**硬脂酸鈉**（Sodium Stearate）」的結構式做個比較。看出來了嗎？兩者非常相似，對吧！

事實上，硬脂酸鈉就是所謂的「肥皀」（肥皀也是一種界面活性劑）。換句話說，神經醯胺的構造和經皮毒物質的構造非常類似。另外，有苯環（龜殼）的物質則和直鏈烷基苯硫酸鹽（LAS）非常類似。而分子構成類似就表示彼此容易相互結合。

神經醯胺與硬脂酸的構造式

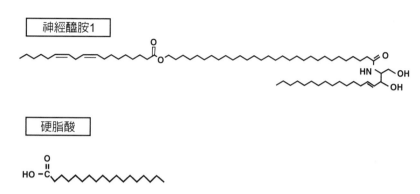

神經醯胺1

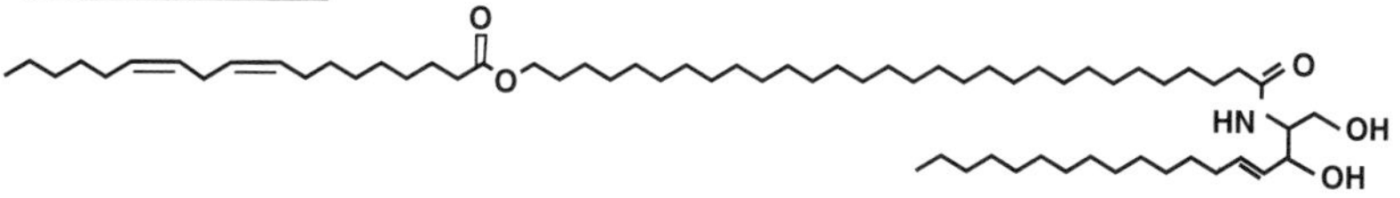

硬脂酸

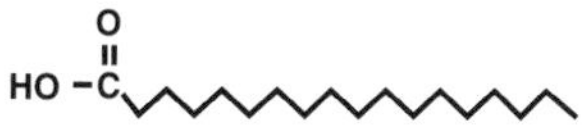

皮膚表面有神經醯胺。因此，如果有和這些神經醯胺容易相互結合的界面活性劑附著皮膚表面，那麼就算彼此相互溶合也不為奇。

我們已知，造成經皮毒的首要問題就是合成化學物質。而且不單是這樣，如剛剛所述的，神經醯胺作為人體對外來物質的接收器，它與合成化學物質的構造極為類似的這一點，也是不可忽視的大問題。

但是，無論界面活性劑的結構與神經醯胺有多麼類似，只要是有正常角質細胞高築磚牆的皮膚，就會呈現難以讓外物侵入的狀態。話雖如此，即使是健康的肌膚，還是會有微量的界面活性劑從神經醯胺之間的微小縫隙侵入。

總之，經皮毒的侵入雖然有構造上的「性質」問題，但是「大小」及「形狀」也會是主要因素。

皮膚的角質層受傷時，有害化學物質就容易進入

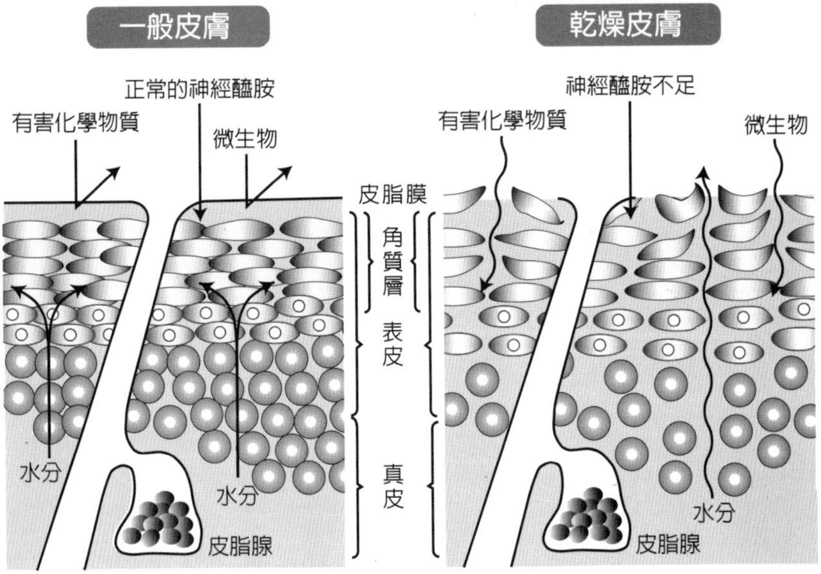

修改自京都大學宮地良樹教授監修之圖

舉例來說，大物質試圖衝撞皮膚表層時，只要角質細胞充滿保濕成分，細胞間夠緊密，大物質就會因爲皮膚縫隙太小而無法進入。但是，只要大物質尺寸變小了，還是有可能因此鑽進角質細胞間的縫隙。而所謂的「形狀」是指物質會因爲切入方向與形狀剛好吻合而變得容易進入角質細胞的縫隙。至於「性質」則如前所述，是指只要細胞縫隙間的物質和經皮毒的物質容易相互接近，就會彼此溶合。

因此，皮膚裡的這個神經醯胺的存在就變得非常重要。

不只是皮膚而已，**細胞也具有防止**

異物入侵的屏障機能，通常不會讓分子量超過五百以上的大物質通過。但是，在合成界面活性劑中，會造成經皮毒的丙二醇的分子量為七六．一，而十二烷基硫酸鈉的分子量則為二八八．四，兩者都非常小。

總而言之，只要界面活性劑克服了「性質」、「形狀」、「大小」等問題，就可以輕鬆地穿透細胞膜及細胞縫隙。

還有另外一項因素可以讓皮膚的網眼變得更容易通過。那就是「位於皮膚表面的角質層的屏障機能受損」。

只要細胞作用正常，並不斷地新陳代謝，皮膚表面就會形成堅強的角質層屏障，其實就足以抵抗經皮毒侵害。但是，一旦我們用力搓揉或摳抓皮膚，使得角質變薄，皮膚表面因此出現裂痕狀態時，皮膚的屏障機能就會明顯低落，此時，有害化學物質就會趁隙從這種皮膚上的傷口侵入皮膚裡層。一般認爲皮膚過敏的人的皮膚就是處於這樣的狀態。

●石油系化學物質誕生的歷史背景

石油開始被拿來當成化學製品的材料，乃起源於一九二〇年時，美國加州的標準石油公司（THE STANDARD OIL COMPANY）合成出異丙醇（Isopropyl Alcohol）這種物質開始。

合成化學物質的精煉既簡單又廉價，還能夠大量生產。基於上述理由，後來人們就開始以石油爲原料，生產了塑膠、聚乙烯（Polyethylene）、尼龍、合成橡膠、合成界面活性劑……等許多產品。

現代，在我們的日常生活中，清潔劑、洗髮精、潤髮乳、潤絲精、牙膏、化妝品、防臭劑等產品已是不可或缺的便利品，因此由石油製成的合成化學物質當然也跟著避免不了。

另外，不只是生活用品，連我們的餐桌上也有許多由石油製成的化學物質。例如，讓食品保存期限延長的防腐劑、安定劑、抗氧化劑等食品添加物、增添色彩及香味的著色劑、甘味劑……等等。

目前已經確認石油系化學物質會對身體造成各種影響。我認爲，要將充斥於生活中的石油系化學物質完全排除的方法之一，就是先徹底了解將毒物或是異物順利排出體外的身體構造，再進行排毒，這應該最沒有壓力的絕佳方法。

●經皮毒只能排出十%左右？

在各類討論經皮毒的書籍中，經常會看到「從皮膚進入的化學物質和經口吸收不同，僅有約十%會被排出體外」之類的相關文章。這些數字或許是經由動物實驗所得來的。

但如前所述，在日本國家級評估基準的〈化學物質的初期風險評估書〉中，也提出「經皮吸收進入體內的化學物質和從嘴巴進入的經口攝取一樣，只要進入血液裡，幾乎都會被排出」的結論。

筆者認為**之所以會有經皮吸收的有害化學物質只有約十%會被排出體外的說法是因為，「侵入皮下的脂肪組織等的有害化學物質不會進入血液中，而是會囤積在脂肪裡排不出去。」**

以人類來說，皮下脂肪多的人所吸收到的化學物質可能比較容易蓄積在皮下脂肪，而難以排出體外。換句話說，經皮吸收的化學物質雖然會從皮膚來到脂肪，卻不會從脂肪組織進入血液中，且大部分都會蓄積在脂肪組織裡。如果以這樣的想法來思考的話，「只有約十%經皮毒會被排出」的說法就成立了。

不論如何，即使我們每天所使用的清潔劑、洗髮精、沐浴乳、乳液、化妝乳等生活用品中的有害化學物質只有極微量成爲經皮毒，且有可能逐漸在人體內蓄積。面對這樣的狀況，我們不能只圍堵化學物質，更重要的是我們應該要**每天對微量慢性蓄積進行排毒才行**。

●容易吸收經皮毒的部位

容易經皮吸收有害化學物質的部位爲「**皮膚較薄的部位**」。**頭部**、**額頭**、**下巴**、**腋下**、**背部**、**性器官**等，皮膚較薄的部位，其屏障構造也薄弱，因此，更容易經皮吸收有害化學物質。

口腔內部並沒有黏膜屏障構造，所以有害物質可以輕易通過，使得有害物質的吸收率也會提高。

通常我們會在容易經皮吸收的部位使用各種含有化學成分的製品，如在頭皮上使用洗髮精、生髮劑；臉上使用化妝品；腋下則使用抑汗劑；口腔黏膜使用牙膏及漱口水……。像這樣，一旦在吸收率高的部位使用添加了化學物質的產品，就會有嚴重的問題產生。

但是，我想應該不會有人刻意在最容易經皮吸收的身體部位使用有害的、容易被吸收的化學物質，而且，就拿洗髮精及牙膏等來說，事實上我們使用任何一項產品也都是以「去污」爲目的才使用的。

部分的經皮毒會殘留在皮下

經皮毒的有害物質進入體內的方法和經口吸收時是不一樣的。經皮吸收的有害物質需要耗費一段很長的時間才能侵入皮下組織，流入血液裡，再緩慢地被排出體外。

在這個排出的過程中，從皮膚吸收的部分化學物質會進入皮下的脂肪組織等，然後不流入血液，持續地殘留在脂肪中，不會被排出體外。

清潔劑及化妝品等生活必需品，幾乎是人們非得天天使用的。而這些生活用品中的經皮毒會慢慢地被人體吸收，且有部分會殘留在皮下組織。這是我們所不知道卻每天必須重複發

容易吸收經皮毒的部位

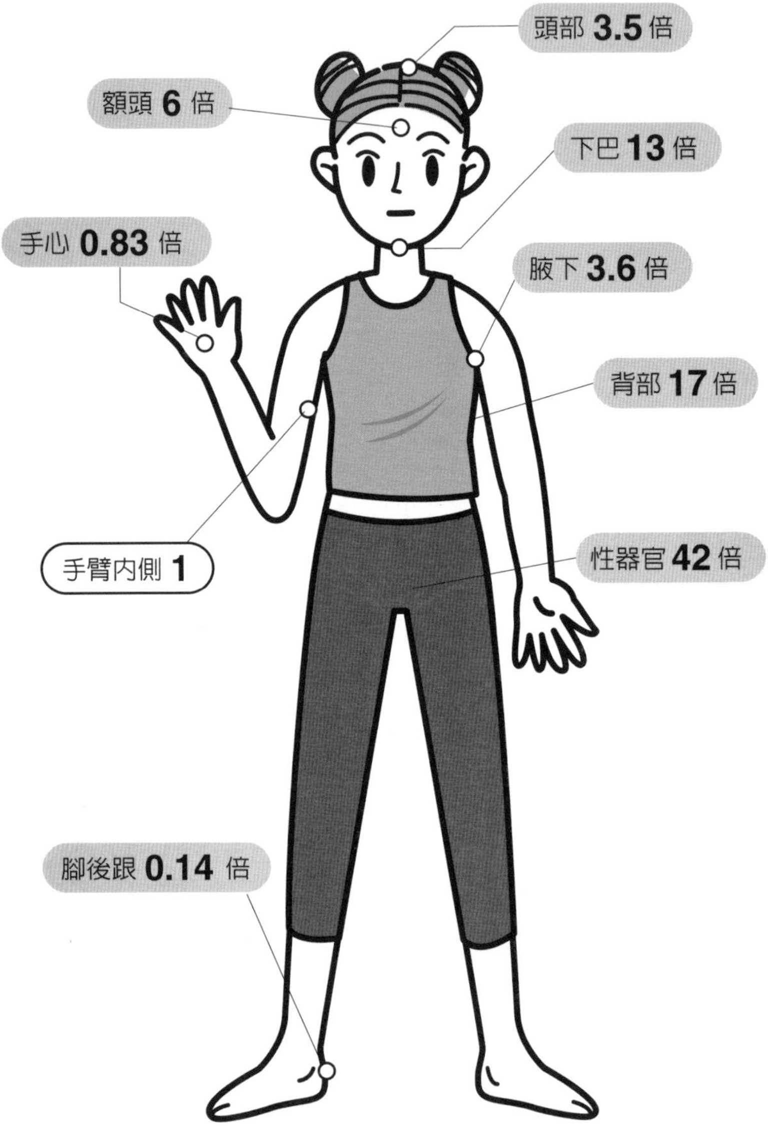

頭部 3.5 倍
額頭 6 倍
下巴 13 倍
手心 0.83 倍
腋下 3.6 倍
背部 17 倍
手臂內側 1
性器官 42 倍
腳後跟 0.14 倍

生的情形。

只要在日常的生活中，人體內不斷重複蓄積有害物質，那麼總有一天，體內所累積的物質就會滿溢，而使得身體出現異常狀態。

俗話說「聚沙成塔」，即使從皮膚吸收、無法排出的有害物質只是微量，我們還是要靠每天的排毒功課來積極地處理每天進入體內的有害物質。

●經皮毒所引起的各種疾病

如前所述，有害礦物質（重金屬）、有害化學物質等的有害物質都會被人體自然而然地吸收，最後甚至會滲透進入細胞壁。如果這些有害物質侵入肝臟細胞，就會引起肝臟機能障礙；如果有害物質侵入腎臟細胞，就會影響腎臟功能；如果有害物質侵入與荷爾蒙作用相關的細胞，就會影響人體的荷爾蒙分泌。

另外，如果有害物質能到達骨髓，則會使造血功能變得遲緩……。總之，只要有害物質有機會進入人體的各種細胞內，它們就會開始作怪。美國伊利諾大學（University of Illinois at

UrbanaChampaign）芝加哥校區公共衛生學系的榮譽教授山穆・艾普斯坦（Samuel S. Epstein）博士也曾針對經皮毒可能導致癌症的風險提出警告。總之，就結果來看，目前經皮毒已經被懷疑與人類的各種疾病有相當的關聯。

●脂溶性物質容易經皮吸收

如前所述，製造細胞的細胞膜的主要成分爲脂質。因此，**水溶性物質會因為皮膚的屏障機能發揮功效而無法入侵，但脂溶性物質則因為容易靠近神經醯胺，而會進入角質細胞的間隙中**。

脂溶性的化學物質一旦到達細胞膜，就會靠近細胞膜的脂質製造溶合的狀態。如此一來，細胞膜就會遭受破壞，並失去正常的平衡狀態。

例如，我一再提到的被稱爲「化學物質的運輸者」的**丙二醇**，它就具有既溶於水也溶於油脂的性質，是其中最具代表性的化學物質。

如果將其做成藥物，丙二醇就會發揮運輸者的功能，讓藥物成分可以從皮膚經皮吸收。

但是，如果它所運輸的物質只是具有藥效的成分那倒還好，就正因爲它會連同有害物質一起搬運進體內，而使得人體健康受到威脅。

●使皮膚容易吸收經皮毒的條件

使皮膚變成容易吸收經皮毒的條件中，第一項就是**皮膚的屏障構造已經損壞**。

請回顧一下你的日常生活。你是否曾爲了去除污垢而過度摩擦皮膚，讓皮脂膜減少了呢？或者，你是否曾爲了去角質，而使用深層潔膚產品及擦澡巾大力地刷洗呢？

只要你曾有這類行爲，皮膚的屏障構造受損的可能性就會大爲提高。像這樣爲皮膚製造容易吸收經皮毒的條件的事，是任何人都可以做到的。

另外，皮膚溫度高的人會讓通過皮脂或角質層的有害物質的作用更爲活躍，而使其可以更輕易地進入血液中。

需要特別注意的是異位性皮膚炎的患者，他們的皮膚狀態很明顯地是屬於皮膚容易產生傷痕的族群，因此平日應該要更加留意防範經皮毒的毒性，並徹底排毒。

經皮毒的吸收顛峰期在沐浴與皮膚龜裂時

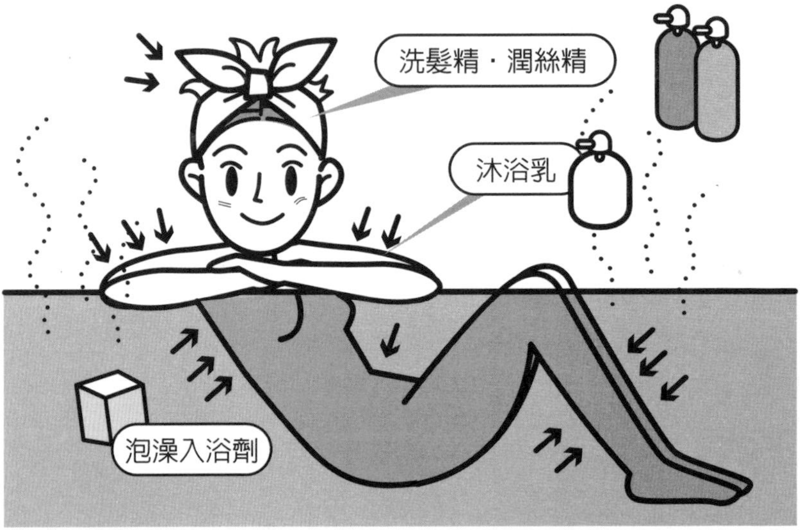

●皮膚溫度（洗澡）與傷口（皮膚龜裂）

前面曾提到過，「皮膚溫度高，會讓經皮毒更容易滲透皮膚裡層」。那麼，在日常生活中，什麼樣的狀況會讓皮膚的溫度升高呢？

首先可以想到的就是「**沐浴**」。沐浴時間原來是消除一日疲勞的最放鬆時刻，但這時卻是經皮吸收最旺盛的時候。

而且，沐浴乳、洗髮精、潤髮乳、潤絲精、臉部清潔劑等的許多化學物質都會在皮膚溫度上升的過程中滲入肌膚裡。

如果這時我們還用毛巾強力搓揉皮膚、或者用磨砂膏洗臉等，就會在過度去除肌膚角質時，輕易讓化學物質滲入。

另外，當皮膚有傷口或皮膚龜裂時，皮膚的屏障機能更不會發揮原有的功能，因此請務必要格外注意。

●從出生的那一刻起，經皮毒就已經開始產生

不只是嬰兒，只要是過著普通人的生活，就沒有人能和經皮毒脫離關係。因此，想當然爾，經皮毒是從我們出生那一刻就開始與我們發生關係的。

通常初生嬰兒都是在出生後立刻就被放進加了沐浴劑的洗澡水中清洗，因此從那一刻起，嬰兒就被經皮毒所侵襲了。

由於新生兒肌膚上的角質層尚未發育完全，因此他們無法像成人般發揮良好的皮膚屏障機能。再加上體內負責將經皮吸收的化學物質進行解毒的臟器也尚未發育完成，所以無法將這些進入體內的有害物質完全排出。藉此可推論，身體各項機能都尚未發育完成的新生嬰兒

的皮膚及臟器極有可能在毫無防備的狀態下了接收有害化學物質之害。

在第二章的「更要留心標示『嬰兒專用』『孩童專用』的商品」中也曾提到，標示為嬰兒專用的產品當然是屬於低刺激性，因此可以確定的是，其中所使用的化學物質對皮膚的刺激性會比較少。但是即使如此，那終究還是合成化學物質，根本不能說是完全無害。

我在此建議各位，與其相信「對肌膚溫和」、「低刺激」等廣告用語，不如在購買時，看清標示成分，仔細選擇眞正好的商品，如此將能使進入新生兒皮膚的經皮毒控制在最低限量內。

目前也已經有專家指出，**越早開始接觸合成化學物質的兒童，其發生氣喘、過敏、異位性皮膚炎的機率也比較高。**

●經皮毒會由母體直接傳給胎兒

孕婦每天所持續使用的清潔劑及洗髮精、染髮劑、及飲食中所含的有害物質會一點一滴地被吸收進入體內，而造成慢性微量蓄積。

經皮毒會由母體傳給胎兒

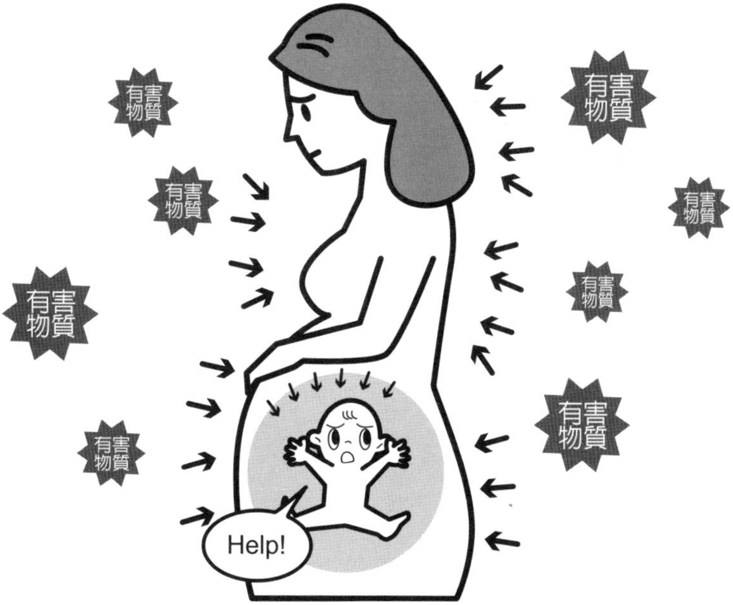

有害物質蓄積在母體內，會造成嬰兒從胎內時期就開始暴露在有毒性的羊水之中。而**蓄積在母體內的有害物質也會透過胎盤傳送給胎兒**——這就是由母體傳給胎兒的「**遺傳毒**」。

近幾年來，之所以有許多嬰幼兒在幼年的早期階段就出現過敏、氣喘、異位性皮膚炎等現象，我覺得或許就是因爲這些嬰幼兒在胎兒時期，就從母親胎內吸取有害物質，而造成免疫系統無法正常運作所致。

通常胎兒會在母親腹中，逐漸發育出未來可保護身體的皮膚及臟器等的器官。如果在此時，胎兒經由胎盤承接了有害物質，則免疫系統就會失靈，並使有害物質產生母傳子、子傳孫的連鎖影響。

●有害物質會放大藥物的副作用!?

有害物質總是在生活中不斷地以各種方式企圖侵入我們的體內。而努力發揮解毒機能的肝臟，由於必須日以繼夜地分解各種進入體內的有害物質的毒素，而因此經常呈現工作過勞的狀態。

如果在這樣的狀態下，又有藥物成分進入我們體內，就更會使肝臟的負擔加重，而發生不容易對藥物進行分解的狀況。

一旦肝臟無法分解藥物，這些有害成分將會停滯於血液中，很難排出體外。而一旦血液中的藥物濃度太高，身體就會容易有藥物的副作用（藥疹）產生。

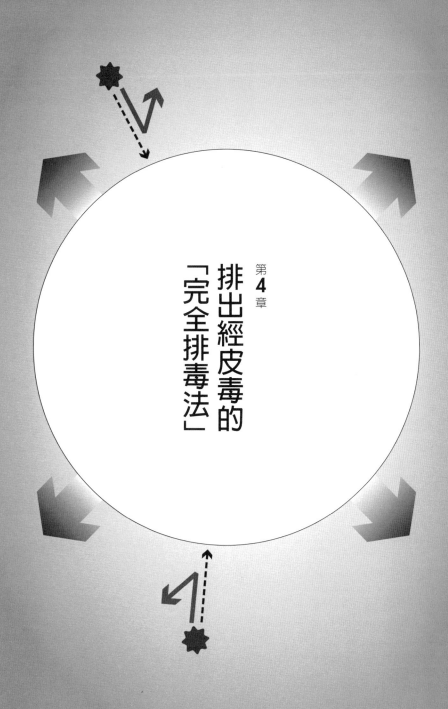

第4章

排出經皮毒的「完全排毒法」

●身體的解毒機能追不上有害物質蓄積速度

經皮吸收至體內的有害化學物質會因爲人體的自覺症狀很少，而無聲無息地逐漸在體內蓄積。

如果我們對於這種**微量慢性蓄積**的有害物質置之不理，總有一天，身體會突然開始出現肌膚龜裂、過敏、不舒服等各種疾病的相關症狀。反過來說，一旦出現這樣的狀態，我們就要留意很有可能就是體內已經累積了許多有害物質。

這些年來，筆者主要致力於研究**有害礦物質（重金屬）的排毒**相關問題。

若提及有害礦物質爲我們所帶來的影響，我可以先說說日本的狀況。因爲日本屬於火山國家，所以會有火山中的有害礦物質流向大海、繼而進入魚體內，人類又把受污染的魚類吃進肚子的連鎖影響。

而現在，針對**水銀**、**鉛**、**鎘**、**砷**等的有害礦物質，我們已經可以用排毒的方法，將這些物質排出體外，並且運用測量的方式確定其效果。

所以，對我來說，接下來應該是致力於**有害化學物質的排毒**研究。

過去一般對於有害化學物質，都是以「少接觸爲妙」的想法在應對。但是，即使我們刻意與這些物質保持距離，所能達到的效果還是有其限度，更何況有許多化學物質都是在我們不知不覺中進入體內的。

人們對於有害化學物質總是一直懷抱著莫名的不安，而處於難以積極面對的狀態。

筆者雖然也是才剛開始研究ＰＣＢ等化學物質的排毒方法，目前藉由測量血液中的ＰＣＢ、掌握ＰＣＢ的狀況，並花數天進行研究後，而有了新發現。

從這個結果發現，要對ＰＣＢ之類的**有害化學物質進行排毒，不可以像對有害礦物質一樣，使用一種名為「螯合（chelate）」，也就是利用某物質把毒物帶出體外的排毒方法。而是要把人類的負責解毒的肝臟功能徹底提升，這樣才是最有效的作法**。

換句話說，如果是重金屬，我們就可以確實地利用螯合作用，像挖土機進行作業一樣地捕抓有害物質，並以糞便或尿液的方式排出。但是，有害化學物質的形式是五花八門，而且其構造也並非是那種容易抓取的構造。

因此，我只能消極地說，**將人類原本就擁有的肝臟功能提高到最大，以便讓有害物質容**

易排出，這才會是最佳的解決方法。

但是，就現實來說，每天都會有各種毒素不斷地進入肝臟，因此，肝臟的解毒機能是無法追上毒素的累積速度。

一旦有許多化學物質進入體內，就必須在當下盡速將其排出，因此身體會讓肝臟全力運作。但是，肝臟的機能性能力是固定的，只要超過極限，肝臟就會來不及解毒。而當毒素進一步蓄積的話，就會對身體各部位造成傷害。

因此，最佳的解決對策就是，我們可以藉由血液檢查並確認自身的肝臟功能，如果發現功能有減弱的現象，只要設法提高其功能即可。只要反覆進行這樣的檢查，就可以更積極地實施這類統稱爲經皮毒的有害化學物質的排毒。

●只有「流汗」並不算排毒

現在我們已經知道，有害物質之中，約有七十五％是從糞便、二十％是從尿液、三％是從汗水、而二％是從指甲與頭髮排出體外的。

有人深信「流汗就是排毒」，但從整體來看，從汗腺排出的有害物質僅佔了全部的三%而已。因此，即使我們拼命讓身體流汗，結果不僅會無法完全將有害物質排出體外，反而會因爲水分不足而造成便秘或排尿困難。另外，流汗的時候，有可能也會連身體所需要的必須礦物質一同排出，因此要特別注意。

當然有些出汗方式也可以有效排毒，但是我還是建議各位將「流汗」作爲完全排毒法中的最後手段。在你採用流汗這個最後手段之前，切記要從防禦、保護身體「避免讓有害物質進入體內」開始著手進行排毒，然後才進行讓身體確實捉住有害物質後排出、或是解毒後排出有害物質的方法。

「流汗」當然是排毒的一部份，但是對於排毒的重要觀念應該是先想辦法「擋住」有害物質，然後才是設法「排出」有害物質。

只要你了解皮膚構造就可以清楚知道，身體排出的汗可以分爲兩種，一種是從皮膚表面的「汗腺」所排出的汗、另一種則是從位於皮膚深層的「皮脂腺」所排出的汗。而其中**具有排毒效果的是「從皮脂腺排出的汗」**。

從汗腺所排出的汗是那種暢快淋漓的汗，而從皮脂腺所排出的汗則因爲含有膽固醇、毒素、老廢物質等脂肪成分，所以會有黏稠感。

如果你認爲「流汗就是排毒」，那麼就要小心！當你努力排汗時，有可能會連必要的水分都從皮膚的各處排出，造成體內礦物質失去平衡，而引起嚴重的問題。

如果想要讓汗水從皮脂腺排出，就必須要提高皮膚的溫度。因此，最有效的方法就是岩盤浴及熱瑜珈。

通常我們在做熱瑜珈，提高體溫的同時，也會用暖氣等讓空氣濕度也提高。你知道，這是基於什麼原因嗎？

這是因爲通常當身體流汗時，只要空氣中的濕度低，身體的水分就會立刻被蒸發，而造成淋漓暢快的流汗方式。而且，當汗水蒸發時，就會產生所謂的氣化熱（也就是汗水蒸發所需的能量）被空氣奪走的現象，皮膚的溫度會因此下降。而只要皮膚溫度下降，皮脂腺內所含的脂肪就不會溶化，繼續維持堆積的狀態。總之，如果沒有避免汗水被蒸發，就會失去排毒的意義。

爲了避免這樣的現象產生，我們要提高空氣中的濕度，讓皮膚維持濕潤。這樣的情況下所排出的汗水就會呈顆粒狀，附著在皮膚上而不會蒸發，皮膚溫度因此會逐漸上升。從某種

排毒時的有效流汗方式

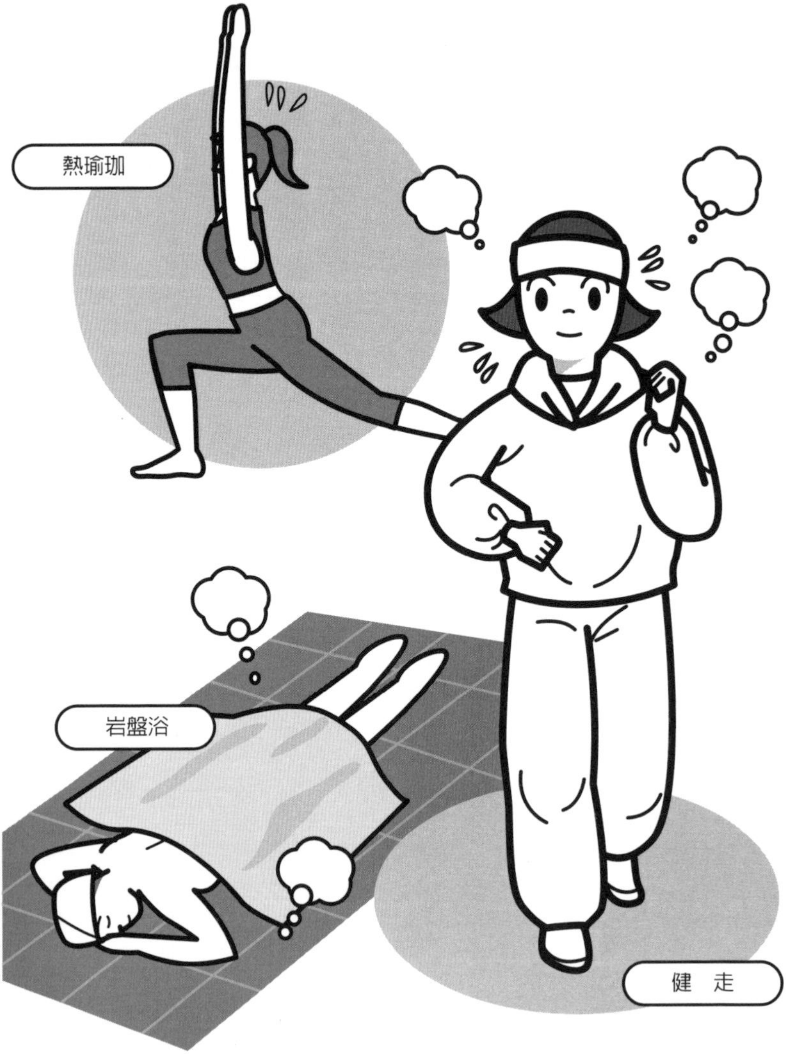

意義來說，就是中暑。不過，這是我們刻意製造出來的狀態。因爲，如此一來，皮脂腺內所含的脂肪就會溶化，並呈現「軟膏」狀態的黏稠脂汗排出體外。

人們常拿「低溫三溫暖」與「高溫三溫暖」兩者做比較。低溫三溫暖會讓體溫慢慢上升，並溶出脂肪。高溫三溫暖則是一下子就將外在的溫度升高到一百度，所以我們會在數分鐘內就出現汗如雨下的狀態，然後再到烤箱外的水中浸泡。當你一跨進水裡，皮膚溫度就會急速下降，使得原本就要溶出的脂肪瞬間凝固而變得難以排出。

高溫三溫暖會令人感到爽快、舒服，但就排毒來說，效果並不好。

在家中可以輕鬆進行的「半身浴」也是個很有效的方法。不過，在寒冷的冬季，如果要提高皮膚溫度，讓汗水慢慢流出的話，就要提高浴室的溫度。

健走時，我們可以穿著三溫暖裝（編注：sauna suit，由不透氣的尼龍材質所製成的運動套裝）等的塑膠製服裝，以避免汗水蒸發。另外，若穿著純棉等會吸汗的服裝，則服裝在吸收汗水後也會讓汗水立刻蒸發，所以不太具有排毒效果。

有些人說在進行岩盤浴及熱瑜珈之後，流出的汗水有臭味。這是氧化的脂肪及溶於其中的各種化學物質混合後所產生的臭味。臭味或許令人厭惡，但因爲這是毒素已經被排出的證據，所以我們還是要忍耐。

●解毒學的觀念

到目前爲止，一般對於「毒物學」的認知是，這是一門專門研究毒性知識等的學問，主要是以「只要發現毒物侵入體內的原因，就要設法盡量減少這些原因。」爲主。

但是很遺憾地，在這個「毒物學」中，尚未建立一個完整的學問體系，來教導大眾「如何在發現有毒的物質進入體內時，就即刻將其排出」以及「如何使毒素變得無害」等。

實際上，原本肝臟等就會自然進行排出毒素的作用，但以目前的現狀來看，進入人體內的毒素數量已經超越了肝臟的處理機能與解毒機能的負荷。

所以就必須從外部給予肝臟的解毒機能一臂之力、加以輔助，但由於「能夠解毒」的觀念與「進行解毒」的學問體系尚未建立，因此目前的狀況是，還有許多人對於排毒（解毒）的正確醫療建議仍感到難以接受。

因此，筆者認爲目前必須確實建立「解毒學」的學問體系，並確實向大眾說明「即使是已經蓄積在體內的有害物質，還是可以藉由有效的排毒方法將其排出」的觀念。

舉例來說，現在的醫學已經進步到連細胞再生也能在試管或培養皿中進行。但是其中並不含有害物質。所以，如果能從一開始就在含有害物質的狀況下讓細胞再生，這樣才最接近眞實狀況，但實際上並沒有任何單位這樣實行。

即使現在科學家已經能成功地讓未受有害物質污染的細胞再生，但是如果漠視現代人或多或少都已經受到有害物質污染的狀況，不將「排毒（解毒）」的觀念加以採納，那個再生的細胞將應該不會發揮正常的機能。筆者擔憂的是，目前的醫學界都尚未充分理解到這一個重點。

因為不論是再生醫療、移植醫療、或是一般的保存性醫療，全部都是基於「排毒」的基礎才成立的。

無論科學家能製造出多麼優秀的細胞、多麼完善的免疫狀態，最後還是會遭到有害物質的干擾，所以我認為應該要將有害物質加以排除才行。我們可以知道，人類的免疫機能目前仍舊跟不上這數十年來的環境變化，但是尖端醫療卻忽略這樣的現象持續進行發展。

在健康風潮中，許多人積極思考著健康醫療或未病（尚未發病，但處於不健康狀態）的問題，但是卻不將有害物質的存在以及解決對策納入考量。

只要是免疫系統或細胞增殖等的研究，目前仍舊單純地停留在試管實驗階段，而不正視有害物質的存在，那麼當然可以不斷地提出美好的研究成果。但是，當實際要將這些實驗結果應用於治療上時，多半都無法產生效果。這是爲什麼呢？原因就在當初被漠視的有害物質會影響治療效果所致。如果執意還要忽略有害物質的存在的話，那麼不管作什麼樣的努力，恐怕都會徒勞無功。

我之所以會這麼說，並非要在此否定尖端醫療的貢獻，而是希望有一天排毒的觀點能夠眞正在醫療等各方面被接納，以提高排毒所能達成的效果。

日本雖然有許多各個大學的教授以及醫學研究專家，但很遺憾的是，已經著手進行「排毒」與「解毒學」研究的人並不存在。原因在於，日本的醫學院教育中，雖然有「藥理學」的科目，卻沒有「毒物學」的課程。通常「毒物學」這門課程會設在「藥學系」，主要是因爲藥物本身就是一種毒藥的想法。

但是，一提到「毒物學」大多數人會認爲那是屬於理工學系的專業領域，而非醫學。主要原因是，一九六〇～七〇年代，日本曾發生重大的公害問題。

當時，日本發生的「水俣病」及「鎘中毒」等問題，使得「毒物學」一時之間突然興盛起來。而在當時，負責研究毒物學的就是理工學系的研究專家們。因此，現在才會產生現在這種錯誤的觀念。

在日本經濟產業省（相當於台灣的經濟部工業局、國貿局）等的網頁中，負責進行「環境風險評估」的都是理工學系的教授學者。至於醫學系的學者都只是應付地參加一下而已。而這也是因爲醫學系的教授學者們都不太具備「毒物學」的基礎知識所致。

理工學系的人會從毒物學的觀點，對於毒物做出「發生源」、「擴散程度」、「公害問題」等等各觀點的評價。而當被詢問到「應該如何解決、解決對策是什麼？」時，理工學系的學者專家就會從發生源、亦即上游問題思考，因此也能提出「爲了避免發生問題，工廠的結構應該要這樣做」、「排水處理要這樣做比較好」之類的解決對策。

當然，他們也會以理工學系核心——動物實驗來進行研究，但是其研究內容卻沒有包含「解毒學」。也就是說，這些理工專家是在所謂的下游位置，進行動物實驗，並就結果提出致毒的劑量評估。但是，處於所謂的上游的專責研究解毒的專家並不存在其中。

目前的醫療環境所需要的乃是**「加入『毒物學』的『解毒學』」**。

不同魚類的水銀含量也有異

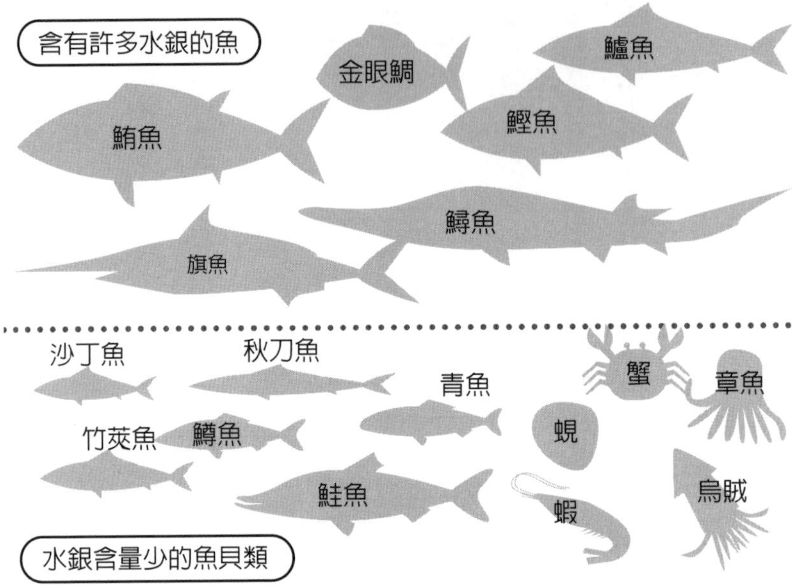

以鮪魚中所含的水銀問題爲例，如果是理工學系的人，充其量只能提出「會造成問題的劑量，以及會受波及的預測族群」而已。但是，目前的現況是，需要有專家學者致力於解決**「微量慢性蓄積」**的問題。

即使每一條鮪魚的水銀含量很少，還是有人會每天食用。另外，由於迴轉壽司的普及，近來的孩童從小就經常食用與大人等量的鮪魚，所以我總是能在毛髮檢查報告中，發現那些身体小小的孩童身體內已經含有和大人相等的水銀濃度。

那麼，當檢測人員面對「要如何

處理那些已經進入體內的有害物質？」等的疑問時，通常並不能提出具體的解決對策，只能消極地建議當事人「盡量避免吃那些含有有害物質的食物」。但是事實上，這樣的作法並不能解決任何問題。

我認為，要解決這種**微量慢性蓄積**就必須將「毒物學」加上「解毒學」兩者一起研擬對策才行。

另外，在食品添加物方面也是如此，總是會有人提出「我吃的那些都是厚生勞働省（相當於台灣行政院衛生署）所許可的添加物質，那有什麼關係？」的抗議意見，那當然是可以食用沒問題，但我希望各位還是要將攝取的這類物質也**納入排毒習慣之中，以避免有害物質的微量慢性蓄積**。

現今，化學物質已經與我們的生活深深結合，而且已經無法完全切割。在這樣的生活環境中，如果不認眞思考「排毒」的問題，我們將不僅無法維持健康，也不能解決「未病」。更值得深思的是，我們的孩子又應該怎麼辦呢？

現在已經進入少子化的時代，然而越來越少的孩子卻出現越來越多的腦部發展障礙（自閉症等）、自殺、少年犯罪等問題。至於，與未來學業成就關係最密切的基礎學力則有逐年降低的趨勢，其主要原因之一就是**有害物質的微量慢性蓄積**。

我們的孩子除了自魚類攝取這些有害物質之外，一般認爲，他們所接種的預防疫苗含有微量的乙基汞（Ethylmercury），也是造成腦部障礙的原因之一。世界各國已經停止使用含乙基汞的疫苗，但我國到目前爲止卻還在繼續使用。這令人不免擔心這類疫苗可能在遺傳基因造成的影響。

另外，即使自來水工業局已經提出水質安全的檢驗報告，但是因爲老舊鉛水管的地區，水質易受到鉛質污染，居住於該地區的人藉由飲水攝取到鉛的風險還是很高。

雖說「從環境風險評估來看，沒有問題」，但微量蓄積恐怕還是會造成疾病的慢性化。由於目前我們已經瞭解有害物質會在一定程度的累積後引起身體的功能障礙，因此今後**對於有害物質，必須從「中毒量」的思考模式轉換為「預防微量蓄積」的思考模式才行**。

●先「減」再「加」的生活方式

相信許多人之所以服用藥物或健康食品，其最終目的都是想藉由攝取對身體有益食品的

「加法」來提高身體免疫力，讓自己更健康。而不論是營養補充品、營養補充飲料、或是孩子們最喜歡的運動飲料，全部都屬於「加法」。

人們對攝取有益於健康的食品的關心程度日漸升高，但爲什麼在這樣的健康風潮中，表示全身感到不舒服、患有過敏或異位性皮膚炎等的人卻不斷地增加呢？這就是因爲沒有實踐將有害物質從體內排出的「減法」觀念。

這時候，就讓人注意到了「**排毒**」。

到目前爲止，我們的健康法則都是建議人們攝取有益身體健康的食品，是一種只關心營養攝取的「加法式健康法」。連醫生也是採取「給藥」的「加法式醫療」。殊不知，這裡卻欠缺了「首先要除去造成疾病的根本原因的有害物質」的「減法」概念。

一提到「加法」和「減法」，通常大家都會在腦海中浮現「先加再減」的想法。這樣當然沒有錯，但我卻認爲實際上，應該要反過來實行「先減再加」才對。

換句話說，是要**藉由將累積在體內的毒素等有害物質排除的「減法」，讓身體恢復本來具備的免疫力、自癒力，如此一來，才能提升「加法」的治療效果**。

如果你是一直用「加法」而想藉由攝取健康保健食品等來達到恢復身體健康，卻未曾如

先「減」再「加」的生活方式

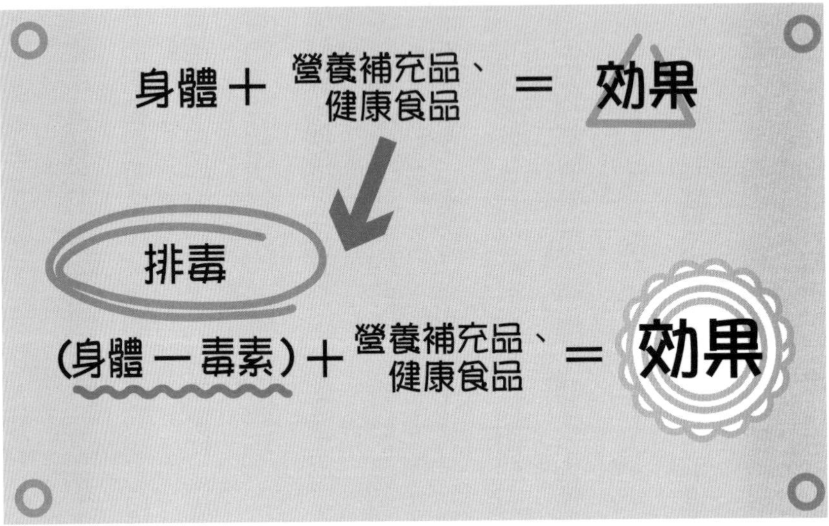

願的人，請務必仔細思考這個問題。

我認爲只要你沒有進行減法，就好像地面上鋪滿了一層層的小石頭一樣。如果要在這樣的土地上建造房子，那麼將會因爲鬆散的小石頭的阻礙而無法在地面上建立穩固的地基。如此一來，蓋在小石頭上的房子會呈現極度不穩固的狀態，那麼即使只遭到一點小撞擊，也會讓房子搖晃，甚至倒塌。因此，如果想要建構穩固的房子，首先就要將這些小石頭移除，然後在平坦的地面打下堅固的地樁才行。而剛剛的比喻中的這些小石頭就是人體經年累月所累積在內的有害物質。

如果有害的毒素像小石頭般地累積在

體內，就會阻礙人體吸收維生素及礦物質等營養，並使其無法到達細胞，供人體有效運用。因此，**為了有效地讓細胞吸收營養，首要任務就是要實施將體內毒素排出的「排毒」，亦即實施「減法式健康法」**。

要將排毒變成日常習慣，就必須先將排毒視為和「刷牙」、「洗澡」、「吃飯」或「化妝」等同樣的日常生活行為。如果你天天出門前都會化妝，總是會在就寢前卸妝、並仔細保養肌膚，讓皮膚休息。等到隔天早晨，才會再化妝。

那麼，面對從早晨起床到夜晚就寢為止的時間裡，有害物質不斷地從環境、食品、生活用品等各個面向進入我們的體內的情況。我們應該也要，就如同當天的粧要在當天卸掉、或者在用餐後要刷牙一樣，當天所攝取的有害物質在當天排出才行，這才是可以將加法的力量發揮到最大極限的方法。

希望各位在思考如何維持健康的同時，都能先認眞地實施「**減法＝排毒**」，那麼才算是達成「自我積極維持健康」的目標。

●測量身體受污染程度的「毛髮礦物質檢查」

在我們的毛髮之中，始終記錄著我們身體長年累月持續攝取的礦物質的變化。

從這項在毛髮中的記錄，調查污染狀態的**「毛髮礦物質檢查」**，在日本並不普及，但卻是以美國等國爲主，實施了三十年以上並且有實際績效的檢查法。這項檢查法被公認爲，是個只要運用毛髮礦物質檢查，我們就可以具體掌握將「有害礦物質的蓄積情況」與必須礦物質的含量數據化後的「體內礦物質平衡狀況」。而最後取得的「毛髮礦物質檢查」資料，對於在管理個人健康及預防疾病上，將可以發揮很大的功效。

當有害的水銀、鉛、鎘等重金屬蓄積在我們的體內時，不僅會妨礙體內必須礦物質的功能，而且有害的重金屬本身也會成爲讓身體生鏽的活性氧（自由基）的生成原因。

從毛髮礦物質檢查的資料中發現，只要毛髮中的水銀濃度增加，人體就比較容易產生高血壓、糖尿病、高血脂症、癌症、風濕症（Rheumatism）以及過敏等疾病。

人體中從環境污染及飲食習慣等造成的水銀蓄積是從年幼時期就開始的，而且那會引發兒童的自閉症及學習障礙。另外，人之所以易怒也跟鉛的蓄積脫不了關係。總之，不論年齡多寡，任何人都正面臨有害物質蓄積的危險。

「毛髮礦物質檢查」是一種可以瞭解身體狀態的方法。不過，這種方法雖然可以測出有害礦物質在體內的含量，卻對有害化學物質束手無策，主要是因爲有害化學物質的種類太多以及測量方法尚未確立，所以目前還無法進行詳細的測量。不過，如果你想要瞭解這兩種物質的複合污染狀況，光是測量有害礦物質的體內含量就已經具備相當的參考意義。

有害礦物質中的水銀、鉛、鎘對身體有害，這是眾所周知的。不過，大家卻仍舊抱持「魚類及自來水中的含量很微小，不會有問題」的舊有觀念。

其實，只要你實際檢查毛髮，就不難發現檢出的數值相當高，甚至有人會因有害礦物質蓄積過量而引發關節疼痛。事實上，只要將這些人體內的有害礦物質排出，身體狀況就會改變，因此就算政府相關單位提出了所謂的「安全指標」，我們還是不能忽視這些有害物質所帶來的可能傷害。

「毛髮礦物質檢查」，換句話說，也就是要「確認有多少垃圾累積在體內」。只要能夠知道累積的垃圾量，接下來就只剩下大掃除了。由於是所謂的大掃除，所以不是簡單清掃而已，而是必須以吹毛求疵的程度做到徹底清潔。

即使只有一點點灰塵，只要長年累月不清掃，就會累積成相當的數量，漸漸地也會形成家電用品故障的原因。最後，當然也可能使房屋老化。因此，在身體尚未達到這個狀態前，我們必須先利用「毛髮礦物質檢查」瞭解身體狀態，並從預防疾病的觀點進行排毒。

利用「毛髮礦物質檢查」確認毒素及有害礦物質在體內的蓄積狀態可以早期發現並預防疾病，也能將該檢查結果視爲自我醫療（self-medication）的參考。

想要健康、美麗地變老，最重要的還是要正確地掌握自己的身體狀態。只要「利用自我醫療避免生病」就能進一步防止老化。

將治療納入考慮的完全排毒

在我們的周遭環境裡，不只充斥著既有的化學物質，每天還有全新的化學物質被製造出來。只要我們無法將這些化學物質一一排除，使得它們在體內蓄積越多，我們就必須尋求外來的積極支援以維持身體健康。而這項支援本身也必須與治療相連結。這時候，**只有完全排**

毒可作為這類治療的支援基礎。

爲了自我醫療，亦即「自己守護自己的健康」，我們要以排毒療法爲基礎，再根據每一個人不同的症狀選擇最適當的療法來進行治療。

完全排毒的基本治療就是要先除去造成疾病的根本因素的有害物質。藉由排出體內累積的有害物質，就可以恢復我們的身體本來就具備的免疫功能及自癒力功能。而只要身體生而具備的機能恢復了，就一定可以提高疾病治療效果。

在完全排毒療法中，首先要進行毛髮礦物質檢查與金屬貼膚試驗（Patch test）以檢查有害礦物質的蓄積狀態。建議在檢查完後，就要以排毒專用營養補充品來補充體內不足的營養。

另外，在以排出有害物質爲基本的排毒治療上，水是非常重要的。而在完全排毒法中，可以去除自來水中九十九%的鉛的逆滲淨水器也已經納入此治療系統內。

大腸水療（洗腸）在完全排毒法中也是不可或缺的治療方法。腸子這個臟器除了吸收營養外，也會對生理機能、精神狀態、老化、致癌、免疫機能等帶來重大的影響。

約有七十五%的有害物質會被排至糞便中，因此當你有便秘情況而導致排泄停滯時，有害物質及體內累積的毒素就會再度被身體吸收。如果這樣的狀況不斷地持續，就會成爲造成疾病的重大因素。因爲大腸水療可以幫助腸道恢復蠕動，所以不僅可以消除便秘，也可以排掉造成疾病及老化原因的宿便。

像上述的以毛髮礦物質檢查爲基礎，而後所進行的包含營養補充品的攝取、飲食指導、心理支援（mental-care）、大腸水療等的完全排毒治療法，目前已經在過敏、異位性皮膚炎、代謝症候群（Metabolic syndrome）、癌症等生活習慣病的改善、甚至是治療自閉症上獲得相當成果。

●每個人的經皮毒也有所差異

每個人受經皮毒影響的方式略有不同，這是因爲每個人的皮膚表面的屏障功能各有差異所致。而且也因爲皮膚表面的屏障機能不同，進入皮膚裡的毒素含量自然也會產生差異。

通過皮膚屏障的經皮毒一旦進入血液，就會隨著血流被運送至肝臟。肝臟的解毒機能，也和皮膚的屏障機能一樣會因人而異，有些人的肝臟會積極進行「結合」並將毒物排出，而有些人則不會，因此，解毒機能也會出現個人差異。

一般認爲，皮膚的屏障功能會受經皮毒毒性的嚴重程度影響，因此，就算沒有異位性皮膚炎，請各位也要讓皮膚保持健康。小心不要讓皮膚受傷，否則有害物質可能從傷口進入，請務必經常注意這一點。

另外，還有種情況就是，有些女性長久以來都使用同樣的化妝品，從來沒有發生過問題，有一次卻突然對該化妝品出現過敏反應。這其中的原因有可能是身體受到女性荷爾蒙的影響而使得肌膚變得敏感，但是有時候則是因爲，皮膚因化妝品中的某種成分的長久累積而變得非常虛弱，才使得皮膚的屏障機能低落，造成有害物質容易滲入皮膚裡，因此出現過敏反應。

另外，値得注意的是人體因爲對補牙塡充物的某種金屬過敏，有時也會發生在臉部突然出現濕疹的情形。這種時候就像將泥水緩慢地倒入浴缸一樣，摻雜泥土的水流入空浴缸裡，而逐漸造成堵塞的狀況。

只要水沒有滿到浴缸邊緣，就不可能溢出，但是事實上，這時候各種過敏的預備狀態已經如泥土淤積在浴缸底部，只是尚未滿溢到表面來而已。

當「泥土」，亦即重金屬及化學物質、壓力、食物油脂、化妝品成分、環境荷爾蒙等，經年累月地累積到這個浴缸（容忍量）邊緣時，就會一舉大量溢出泥水，而難以收拾。

一旦身體出現這樣的狀態，即使你並沒有改變化妝品的種類，也會因爲上述物質的累積，而使得皮膚出現排出這類物質的過敏反應。此外，這個毒物容受量的大小及毒物的累積量也會因每個人的狀況而異。

因此，如果在過敏症狀出現時，只想到防堵而塗藥的話，就等於是幫浴缸加蓋一樣。或許一時之間，溢出的狀況會改善，而讓你誤以爲已經痊癒而鬆懈防備心。但是實際上，問題並沒有獲得解決，你只是蓋住不理罷了。因此，在這種時候，絕對不能採取加蓋這種應變措施，而必須採取能將累積在浴缸底部的泥土去除的排毒措施。

只要排毒（拔掉浴缸的塞子，讓泥巴流掉），浴缸就可以再繼續蓄水了。

●只是隔離不能稱為治療

爲了避免受經皮毒影響，首先就是要盡量避免攝取或是使用具有經皮毒性（經皮毒的毒性）的食物及產品。只要拒絕具有經皮毒性的產品及環境，也就當然不會引起問題。如果想要遠離這些有害物質，首先我們就必須要先瞭解這些生活用品中所含成分的經皮毒性。接著，就要進一步分辨各種生活用品中分別所含有的成分、以及可能會引起的症狀。

但是，不論如何設法避免有害物質，總還是免不了被某些物質侵入身體的發生，而且時常因爲沒有辦法避免使用某些物品而感到困擾。因此，爲了免除因爲擔心所帶來的精神負擔，在此建議你最好還是設法積極排毒，以避免壓力的累積。

請各位回想第一章的「**將排毒變成生活習慣的三項原則**」，我曾經說過，**排毒時，最重要的就是要「瞭解」、「守護」以及「排出」**。

「遠離」就等於「瞭解、守護」。只要能做到這樣的程度，幾乎就可以完全解決經皮毒的問題。不過，由於有些物質還是會無可避免地進入人體中。所以這時候，我們只要利用排毒方法將有害物質「排出」就可以解決問題了。

現今，我們生活環境的污染正不斷地惡化。但是，有害物質所累積的經皮毒性並非短時間入侵體內的，而是在不知不覺中，逐漸滲入皮膚累積的。因此，我們平時就必須對此有所警覺，並積極進行排毒。

累積在體內的有害物質會在某一天突然溢出

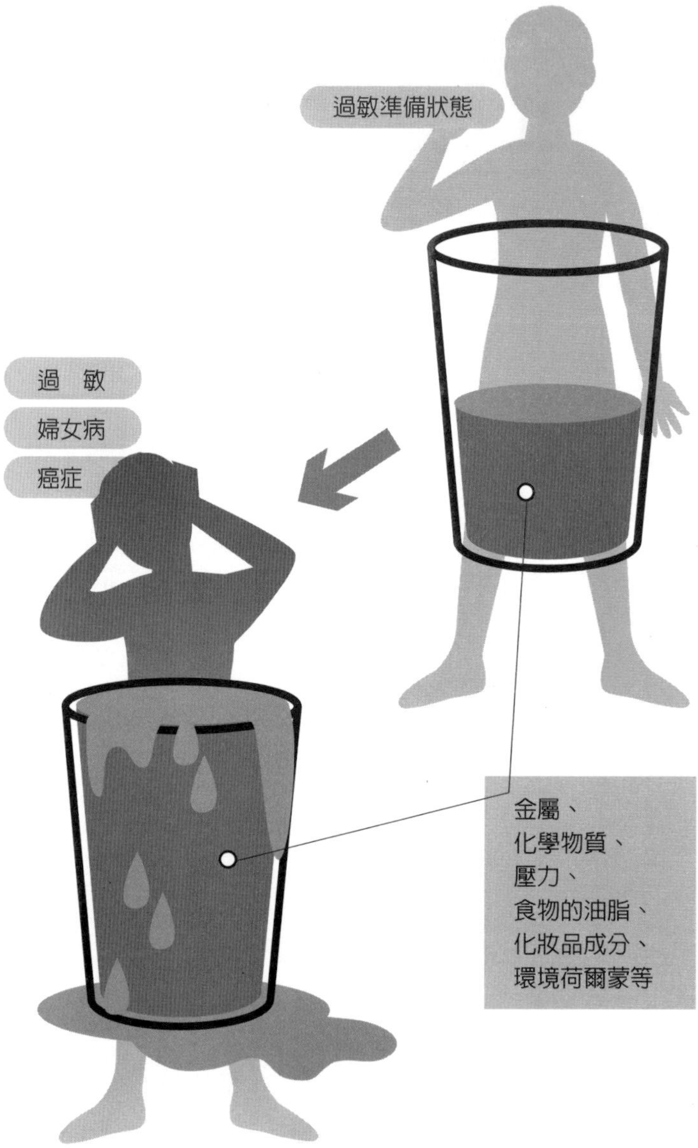

●因應經皮毒，要將遺傳因素也一併考慮

你有沒有想過，明明大家的生活方式都相同，爲什麼有些人卻會罹患過敏、異位性皮膚炎、癌症等疾病，而有些人卻又不會呢？

如前所述，經皮毒會因爲每個人的皮膚狀態及肝臟機能而有程度上的差異，但是在此我們還是必須考慮遺傳性的因素。因爲我們無法否定經皮毒具有「**遺傳毒性（上一代傳給下一代母，毒性綿延世代遺傳下去）**」。

過敏原除了用化學物質製造的清潔劑等生活用品外，其他還有各種因素，諸如：屋塵、跳蚤、衣物、食物……，然而究竟哪一種因子會成爲過敏原，可就因人而異了。另外，我認爲肝臟解毒功能的差異也與遺傳脫不了關係。

舉例來說，酒精就是一個最眾所周知的例子。有些人酒量很好，有些人則一滴酒也不能沾。這裡頭的差異就在於，每個人的肝臟對於分解酒的功能好或是不好。

對具有經皮毒性的物質來說，肝臟的解毒作用就變得非常重要。肝臟的解毒作用是在

Phase II（第二階段）利用穀胱甘肽結合等進行的，但由於這時候產生的「穀胱甘肽S-轉移酶（Glutathione S-transferase，GST）」這種酵素也有個人差異，因此解毒反應的結果也就無可避免地會有個人差異產生。從這種遺傳方面來思考經皮毒，各位就會瞭解到確實必須根據每個人的差異來採取不同的排毒方法。

●符合個人狀況的「個人專屬經皮毒排毒法」

所謂找出符合個人狀況的「個人專屬經皮毒排毒法」就是要由醫師協助你「自己守護自己的健康」。經皮毒完全排毒法有些部分需要實施與大家相同的作法，但有些部份則需要先考量個人體質，所以有時也可以不做。

每個人的排毒必要程度及作法並不相同，這是有個人差異的。同樣的排毒方法，對有些人來說可能不夠，但有些人則做一下就可以達到效果。

舉例來說，有些人只要每天食用具有良好排泄效果的綠花椰菜等蔬菜即可；但有些人則不能光吃綠花椰菜，而必須和其他食物一起搭配。具體來說，就是不要只想著聽從別人的建議，而是要自己思考最適合自己的排毒方法。

那麼，**要怎麼做才能夠實施最適合自己的、最確實的「個人專屬排毒法」**呢？**這只要請醫師協助即可**。

首先要瞭解自己的狀態，其中一個方法就是要以「毛髮礦物質檢查」爲標準。由於每個人所處的環境及體質大不相同，有害物質的侵入程度當然也會有所不同。但是，只要以檢查有害礦物質所得到的結果做爲基準，應該就可以推測出體內有害化學物質的含量。

舉例來說，只要吃大型魚類，而讓「**水銀**」這種有害礦物質進入體內的話，由於那個大型魚的脂肪裡面也會有「**多氯聯苯（PCB）**」這種有害化學物質，因此只要了解體內的水銀含量有增加，就可以推測出PCB的體內累積量也有所增加。這就是從有害礦物質（水銀）含量而推測出有害化學物質（PCB）含量的例子。

從每一個人的症狀、資料上的數據來思考自己需要什麼，再選擇最適當的療法進行治療。筆者認爲這種排毒治療法應該會與西洋醫學、補充與替代性療法（Complementory and alternative meditine，CAM）一起成爲統合醫療的基礎。而這應該也會成爲阻絕疾病的最大防禦線。

目前日本的國家醫療保險已經在進行重大改革。這次的改革中，會要求人民自己管理自己的健康（自我醫療健康照護觀念）。自二〇〇八年起，也會從法律面實施健康診斷的義務化及基於健康診斷的保健指導的義務化，而這是項使新陳代謝症候群的治療更充實的對策。

針對特定健診與保健指導，厚生勞動省已經公布了自二〇〇八年四月起，「醫療保險單位（國保・員工保險）有義務針對以四十歲以上的被保險人・被扶養人爲對象，並著眼於內臟脂肪型肥胖者的健診及保健指導等的實施」（厚生勞動省「生活習慣病預防（創造健康）特集」http:www.mhlw.go.jp/bunya/kenkoku/seikatsu）。

這個新健診制度的目的是要減少醫療費用，而其特徵就是先靠健診找出患有內臟脂肪型肥胖亦即代謝症候群、或者可能罹患的人，並根據特定健診後的風險，由保健師對該名對象進行生活習慣改善等的特定保健指導。

換句話說，就是先找出即將生病的患者進行保健指導，以避免患者將來出現需要花費較多醫療費的疾病症狀。總之，目前已經來到一個健康也是「自我責任」的時代了。

不僅限於經皮毒，我認爲以自主健康爲目標的「**個人專屬排毒法**」將會是今後的醫療所不可或缺的治療法。

第5章 經皮毒排毒從今天開始

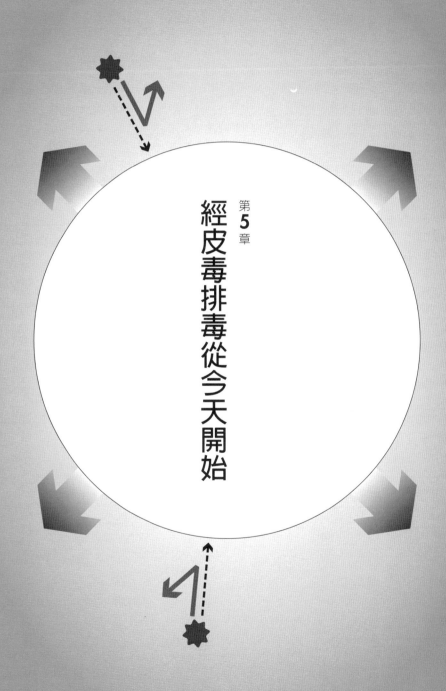

●首先要「拒絕」&「排出」有害物質

在還沒有讀這本書之前，相信大家一聽說「經皮毒」，都會誤以爲又來了個令人束手無策的恐怖發現。

但是，我想在你閱讀完本書至此，對於肝臟、皮膚功能、化學物質的構造等有完整認識，應該會對於經皮毒有更深一層的了解，也更能冷靜客觀地面對經皮毒。

我認爲「拒絕」經皮毒這件事，大多數人只要用心留意產品標示，並刻意排除這些含有有害物質的產品就可以輕易做到，問題就在於如何「排出」有害物質這件事。

水銀、鉛、鎘、砷，其他當然還有更多，只是這四種是目前公認對身體最有不良影響的**有害礦物質（重金屬）**。

排毒時，就是要藉由「攫取排出」的動作將這些有害礦物質排出體外。那麼，要如何攫取呢？你可以把擔負攫取重任的這個物質想像成是夾娃娃機裡的夾子一樣。

舉例來說，這個物質如果是營養補充品，就可以是「**硫辛酸**（**Alpha Lipoic Acid，AL**

潛伏在你身邊的各種有害物質

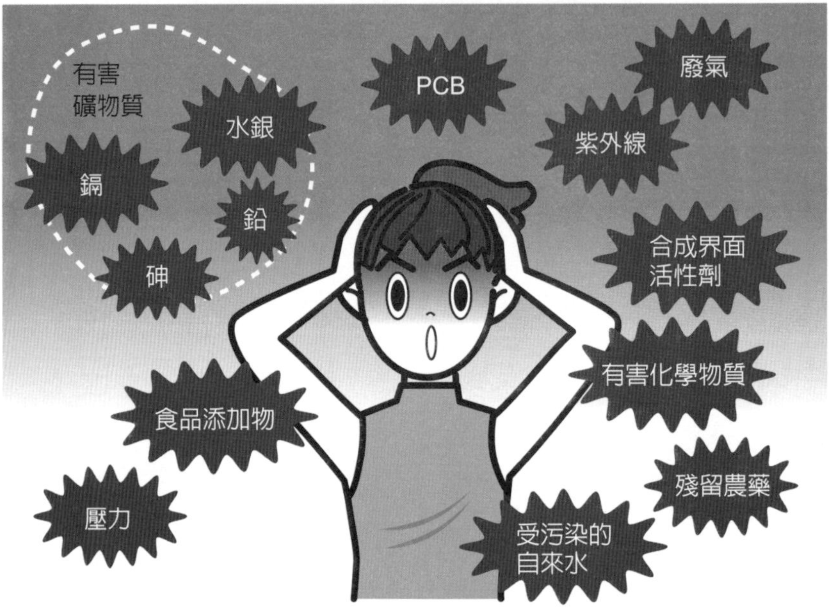

A)」及「**黃腐酸（Fulvic Acid)**」；如果是食材，則是洋蔥裡的「**槲黃素（Quercetin)**」、各種食材中都有的「**多元酚**」、或者茶葉裡的「**兒茶素（Catechin)**」。

另外，魚腥草的葉子上具有和洋蔥皮相同構造的物質；綠色花椰菜有「**異硫氰酸鹽（Sulforaphane)**」這種硫磺系化合物；蘿蔔有「**磺胺胡蘿蔔素（Isothiocyanate)**」這種物質。這些物質都是可以提高肝臟解毒功能的重要物質。

只要有這些成分，就可以確實攝取、排出有害礦物質裡的毒性，也就是說這些物質具有對有害礦物質的解毒功能。

同樣的，經皮毒的情況也適用上述所舉例的物質。

即使是**PCB（多氯聯苯）**、**戴奧辛**、**合成界面活性劑**，只要我們從**有害化學物質**的構造思考，就可以瞭解「協助經皮毒排毒的成分為○○中的××成分」，而只要讓大眾普遍知道這些知識，經皮毒也會變成我們可以徹底掌握、對付的物質。

爲了達成這個目標，我認爲接下來專家要努力的目標就是明確的找出「可以『排出』經皮毒的具體物質爲何？」、「將經皮毒排出體外會出現什麼樣的反應？」。

●人體內的解毒與排泄機能

爲了永遠保持良好狀態，我們的身體會自行調整，以維持解毒與排泄的平衡狀態。

當身體在進行解毒時，除了主角「肝臟」之外，一般負責解毒的還有「口」、「淋巴」、「胃」等部位正在正常運作。另一方面，因爲身體的排泄幾乎都是以「糞便」、「尿液」、「汗水」的型態進行，所以與排泄有關的器官就是「腸」、「腎臟」、「皮膚（汗腺）」。

如果想要有效進行排毒，最重要的就是必須先瞭解這些器官的功能，並給予協助。

・腸

如果將腸的表面比喻爲地磚，那麼將它全部攤開來就會有一座網球場的面積大小。這個廣大的腸子負責排出佔全身體七十五%的廢物，同時也是體內毒素累積最多的部位。

從嘴巴攝取的食物會在胃部消化、分解，然後運送至腸，在小腸吸收養分後，再到大腸吸收水分，最後剩下的老廢物質就會變成糞便被排出。

但是，當壓力、不規律的飲食、手腳冰冷、運動不足等使得腸道功能變差時，老廢物質就會一直停留在腸道裡。由於大腸會過度吸收水分，使得糞便變硬，繼而形成便秘。

另外，當糞便累積在大腸裡時，腸道裡的壞菌就會越來越多。而毒素也會隨之增加，因此排泄機能就會越來越惡化，而形成更頑固的便秘。

身體一旦便秘，就會出現皮膚粗糙、肩膀酸痛、腰痛、焦躁不安等症狀。這些都是因爲糞便停留在腸道中，使得壞菌增加，並將毒素散佈到體內所引起的症狀。

要消除便秘，清理腸道環境，最重要的就是要充分攝取食物纖維及水分、適度運動、養成不會累積壓力的生活習慣。而攝取乳酸菌等增加腸道好菌的方法也很有效。另外，目前流行的大腸水療則可以當成腸道大掃除，清除宿便的另一選擇。

消除便秘，將毒素排出體外就可以讓毒素不再滯留在體內各器官內，身體機能恢復正常，新陳代謝也會變好。

總之，使擔負排出約七十五%的身體毒素的腸道功能恢復正常，並消除便秘，這在排毒觀念中，是和保護肝臟同等重要的事。

・腎臟

腎臟約為拳頭般大小，在左右腹腔內各有一個。

腎臟的主要功能是要排出身體不需要的鈉、鉀、有害物質與多餘的水分，並調節體內的水分量及成分。換句話說，如果腸是身體的大型垃圾處理場，腎臟就是淨水廠。

如果腎臟功能減弱，體內將血液中的老廢物質及多餘水分變成尿液排出的平衡機制就會失去作用，如此不僅會使得**有害物質難以排出**，有時還會引起發炎、或讓多餘的鈉及鉀等殘留在體內而造成身體水腫。

另外，腎臟還具備淨化營養素，使其回到血液的再生機能，因此只要腎臟運作不良，營養吸收狀況也會變差。

在每天的生活中，糞便及尿液可以當作最容易確認健康狀態的測量器。如果尿液顏色混濁、或者有刺鼻臭味，那就表示腎臟功能已經發出明顯的警訊。

這時候，我們就要思考自己的生活習慣是否太差而對腎臟造成負擔，並且重新檢討生活習慣，思考是否要採取控制飲食中的鹽分等措施。另外，如果排尿時有疼痛感就代表腎臟可能已經發炎，應儘速接受就醫診療才是。

．肺

肺的主要功能是吸入空氣，將氧氣運送至血液中，並將二氧化碳排出體外。對身體來說，肺就相當於空氣清淨機。

從鼻子吸入的廢氣及灰塵、香菸的煙、受污染的空氣、有害物質、黴菌等會從左右的支氣管分別進入左右的肺部中。髒空氣雖然會通過肺的濾網，但如果一次吸入大量的髒空氣時，肺部機能就會因爲工作過度，而引起氣喘、肺炎、甚至是肺癌等病症。

另外，如果吸入鎘等有害礦物質，也可能會引起肺氣腫等。

如果希望肺部可以永遠保持正常運作，我們可以先檢視自身的生活環境，視需要戴上口罩避免空氣污染；如果是因爲香菸的二手菸及建材使用的甲醛等使得室內空氣遭污染時，就要擺設空氣清淨機等，只要我們多費點功夫就可以避免增加肺部的負擔。

·皮膚（汗腺）

就大小、重量來看，皮膚可以說是人體最大的臟器。

如前所述，皮膚是由「表皮」、「眞皮」、「皮下組織」等三層構造與汗腺、皮脂腺、汗毛等組成的。

皮膚的主要功能是調節體溫與排泄，而經由汗水可以排出體內約三%的老廢物質。汗水裡面含有身體多餘的水分及脂肪、老廢物質，因此，只要是健康的流汗方式就能成爲達到有效排毒的好方法。

爲了讓自己容易流汗，最重要的是要避免角質、皮脂、污垢塞住毛孔，並且時常維持皮膚表面的清潔。

如前所述，汗水可分爲兩種，一種是從「汗腺」排出的汗，一種是從位於表皮深部的「皮脂腺」所排出的汗。其中最**具有排毒效果的「從皮脂腺排出的汗」裡面含有膽固醇及毒素、老廢物質等脂肪成分**。

要從皮脂腺排出汗水，前述的溫度與濕度高的熱瑜珈及岩盤浴最爲有效。

·口

嘴巴是營養來源——食物的入口，但也是讓許多有害物質進入的關鍵部位。

進到嘴巴裡的食物會被牙齒所咀嚼，此時會混進食物的分泌物就是唾液。

唾液裡面所含的許多消化酵素，也具有解毒作用。仔細咀嚼可以讓被吃進嘴裡的食品添加物及農藥、抗生素、成長荷爾蒙等有害物質和具有解毒作用的唾液相互混合，因爲這樣，解毒效果將會提高。另外，細嚼慢嚥當然也會使食物體積變得細小，對胃腸較好。

但是，如果有蛀牙、或者牙齒咬合不佳時，人們就無法充分咀嚼食物，如此不僅會對消化器官造成負擔，也會引起顳顎關節炎，而破壞人體整體平的衡。因此，建議有蛀牙的人，最好儘早接受治療。

另外，**以前的補牙金屬填充物有些是含有水銀及鎳（Nickel）等物質的。由於這些物質曾引起過敏問題，因此，提醒你還是要盡量選擇非金屬的陶瓷等補牙材料。**

・淋巴系統

淋巴管是沿著血管分佈於人體全身。在體內緩慢流動的淋巴液是由白血球、蛋白質、脂肪所組成的。

淋巴液負責運送血液所無法完全運送的大型老廢物質及有害物質、多餘水分、脂肪等。當淋巴液通過淋巴結時，外來的異物及毒素會在此被去除，並且過濾有毒物質使其無法回流到血液中。

心臟這個幫浦會規律地送出血液，但流經體內的淋巴液因爲沒有心臟般的幫浦工具，所以必須藉由運動使肌肉活動，才能將淋巴管中的淋巴液壓出。換句話說，如果我們一直維持相同的姿勢、沒有使用肌肉的話，淋巴液就會滯留體內而無法排出。

如果你是上班族，而且是經常需要長時間維持相同姿勢的人請務必特別注意。**一旦缺乏運動，就會造成淋巴液滯留，那麼多餘的水分及老廢物質將無法排出體外，這不僅會成為疲**

倦、水腫、肥胖的原因，也會導致身體的免疫力下降。

淋巴結分布於全身約八百多處，比較大的淋巴結在腋下、腳跟、兩耳下方、膝蓋後側。

想要改善淋巴液的流動狀況，只要做一點小運動即可，但如果可以費些功夫多按摩這些大淋巴結，那麼將可以加速淋巴液的流動，而增加排毒效果。

‧胃

食物從嘴巴經由食道被送進胃部。到了胃部，就會有一種從胃壁分泌出的胃液強酸與分解酵素流出，並將食物消化成粥狀。胃液裡面含有可以分解蛋白質的胃蛋白酶（Pepsin）及鹽酸、黏液等。

胃液的酸性強到足以融化食物，所以當你因爲精神壓力等而使得胃酸分泌過多時，就有可能造成胃壁出現破洞等症狀。

當含有有害物質的食物進入胃部後，也可以靠胃部的分解酵素對有害物質進行分門別類的解毒作用。

胃液裡面的鹽酸具有將鈣轉換爲水溶性、幫助小腸吸收營養、以及防止細菌繁殖的功能。

消化完畢的食物一旦被送到十二指腸後，胃液的分泌就會被抑制住。

·肝臟

肝臟是人體負責解毒的主要臟器，它會對進入體內的大部分物質進行代謝（解毒）。前面已經說明過肝臟的排毒功能，也就是將進入體內的有害物質轉換爲易溶於水的型態，並排泄至尿液及膽汁裡。

另外，由於肝臟還具有去除血液中有害物質的功能，故可以讓血液維持清澈的狀態。再者，肝臟的功能還有可以將腸子所吸收的醣類（saccharides）轉化成肝醣（glycogen）儲存，需要的時候還會轉化爲葡萄糖回流到血液中等這類區別必要與不必要的物質並予以儲存或排出的功能。肝臟分泌的膽汁會將已經完成解毒的物質運送到腸內。

由此可知，**人體進行最大解毒作用的處理工廠就是肝臟。另外，由於在進行排毒時，肝臟也是最重要的角色，因此請千萬不要暴飲暴食，讓肝臟這個機器過度運轉而失能。**如果在飲食上不加以節制就會造成肝炎或肝硬化，甚至讓肝臟完全失去功能，那可就得不償失了。

一般都以「不會說話的臟器」、「沈默的臟器」來形容肝臟，這是因爲通常即使肝臟功能已經惡化，人體也不會出現自覺症狀，因此，我們平日就應該注意自己的生活習慣，控制酒精的攝取量、不累積壓力、飲食不過度油膩等，以避免對肝臟造成負擔。

在醫師的指示下進行排毒

「從生活中養成不依賴藥物、擁有高免疫力的身體」，這就是排毒療法的最大目標。因此，排毒療法的原則是不要一味只採用自己的方式，而要和你信賴的醫師商量，並視個人的狀況進行排毒。

我之所以希望各位在醫師的指示下進行排毒療法，第一個理由就是，爲了實施**正確的排毒（首先瞭解自己體內的有害物質狀況，然後再提高身體各臟器的功能）**。由於這部份是光靠自己的經驗與知識所無法完全處理的，因此我建議各位最好是在醫師的指示下進行排毒。

我認爲最佳的排毒，應該要在進行排毒之前，先將自己的狀態如實地告知可接受排毒觀念的醫師，和醫師商量後再進行。但是如果身邊沒有能夠和你討論排毒療法的醫師，你也可以試著利用網路尋找。因爲有些網站會有醫師駐站，你或許也可以在那裡找到合適的醫師並與他討論。

目前大家越來越關心皮膚的問題，日本甚至出現了「個人皮膚科」這個新詞彙。現在已經有越來越多的人會在專科醫師的管理下，進行個人的皮膚保養。

由於排毒療法也屬於醫療的一種，如果想要正確地實施，建議各位還是要接受醫師的專業治療。

從生活中遠離有害的合成化學物質

有害的合成化學物質確實與我們的生活環境有著密不可分的關係，因此，我們很難遠離大氣污染等環境的公害問題。

但是，如果是我們可以自行選擇使用的生活用品，我建議各位就要盡量選擇有害性較少的產品。

「那麼，就選有害性較少的生活用品吧！」我相信即使你下定決心，爲了尋找有害性較少的生活用品而費盡心思地看著產品背面的標示，結果還是很難找到完全不含可能造成經皮毒的合成化學物質的產品。

當然，成分標示上的界面活性劑、保存劑、著色劑等成分都是經過政府相關單位許可使用的，因此它們很明顯的「並非有害物質」。

另外，如同〈化學物質的初期風險評估書〉報告裡所敘述的，有「毒性相當低」的強力保證，所以我們不僅很難完全遠離這些不被認爲「有害」的物質，而且也會越來越難以避免的東西。

以前有很多人推行利用椰子油等廢棄油製作固態肥皂的運動。但是，大家實際製作、使用後，卻發現這樣的好東西卻擁有「無法清除衣物的泛黃部位」、「洗完衣物硬梆梆」等的缺點，最後因爲清潔效果不佳、使用的感覺不好，人們不得已只好再回到使用合成清潔劑的生活，甚至爲了達到更好的洗衣效果而進一步使用含有螢光增白劑的產品。

不含合成界面活性劑的肥皂，它的洗淨力當然會比合成清潔劑低，但是事實上是當它被身體吸收時的經皮毒性也會遠遠低於合成界面活性劑。即使如此，一旦有使用過合成清潔劑的經驗，即使大家瞭解「對身體有些不良影響」，結果人們還是很難在生活中持續使用不含合成化學物質的產品。

想要在社會中快樂過生活，就必須接受這樣的矛盾。而**我們所能做的，不是要擁有經皮毒性的知識、或是想盡辦法要遠離有害的生活用品，而應該是要以一種心態——「確實地把進入體內的有害物質排出體外」——來面對我們所處的環境**。

既然這個環境無法讓我們從生活中完全遠離合成化學物質，那麼我們就必須擁有「持續進行排毒」的概念。

不論大家平時多麼的同心協力地致力於實現環保（ECO）生活，但在有害物質會混在黃沙中從陸地流入生活的現實中，我們不得不沉重地說，想要完全遠離合成化學物質等有害物質是非常困難的。

即使如此，我們還是要採取積極正面的態度，對於**生活中那些具有高危害性的合成化學物質，我們要有意識地將其排除在外**。至於無可避免地會進入人體的有害物質，我們就必須先加以瞭解，然後徹底進行排毒，這樣才是積極、不累積壓力的對策。

即使有害物質進入，也可經由排毒將其排出體外

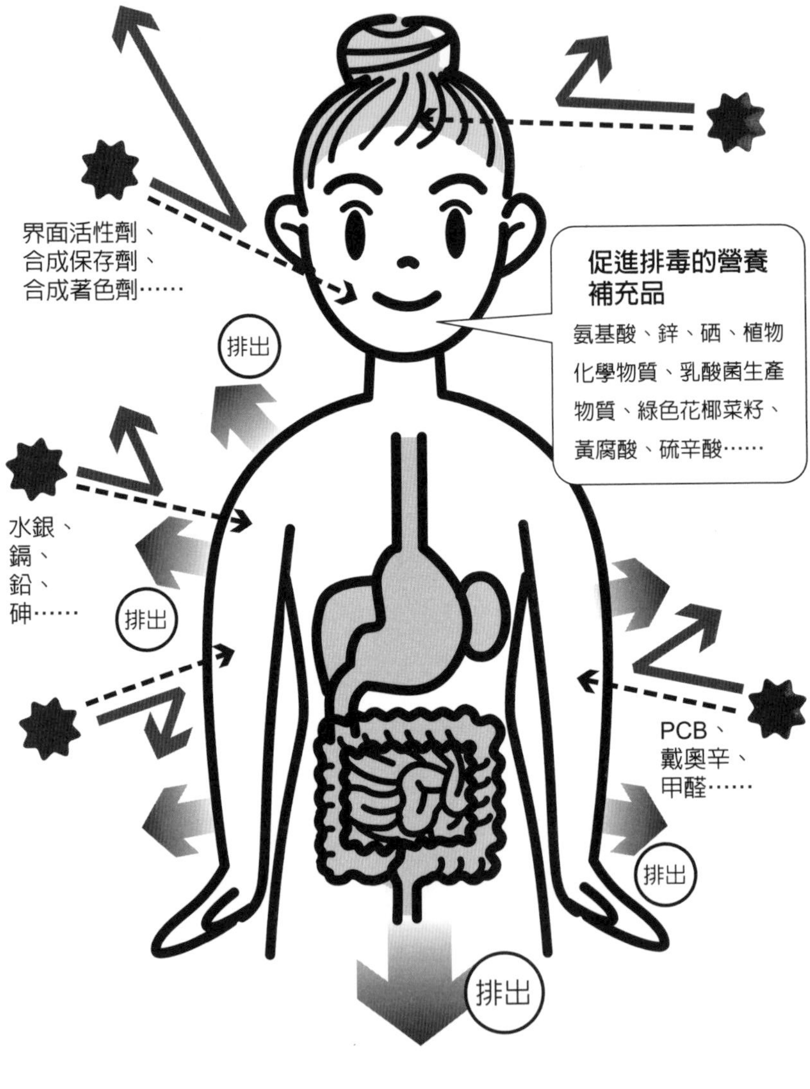

促進排毒的保健食品

除了剛剛說的方法，我認爲在生活中最聰明的選擇是有效地運用具有良好排毒效果的營養保健食品。

「硫辛酸」可以在體內建立「抗氧化網絡」，遑論其排毒效果，它也可以用來預防癌症、心臟病、腦中風等的生活習慣病。

另外，負責整理腸道環境並將毒素排出體外的代表性營養補充品，就是**「果寡糖（Fructo oligo saccharides）」**。「果寡糖」可以在腸內成爲比菲德氏菌的食物，使好菌增加，並抑制壞菌產生有害物質，進而整理腸道環境。

至於其他有效的營養素，則有以下幾種，如，**「維生素B群」**可以促進各種代謝、消除便秘及消化不良；**「維生素C」**具有抑制活性氧的抗氧化作用、以及幫助身體排出老廢物質。另外，要在體內製造可以燃燒體脂肪的肉鹼（L-Carnitine）時，則非水溶性的維生素C不可。還有，可以抑制活性氧的抗氧化物質**「維生素E」**則屬於脂溶性，具有改善血液循環、幫助細胞再生、防止老化的效果。

除此之外，還有很多可以幫助排毒的營養補充食品，接下來我將針對它們的成分做更進一步的介紹。

·氨基酸

肝臟裡的解毒物質**穀胱甘肽**是由**氨基酸所組成的肽（Peptide，由氨基酸組成的分子）**。**穀胱甘肽**可以協助身體進行有害物質、藥物、酒（酒精）等的解毒。

一般穀胱甘肽也可以在肝臟製造，但是當人體因攝取過度的酒精及有害物質，而無法在肝臟製造時，食用營養補充品是一種有效的方法。

光只有穀胱甘肽並無法有效吸收有害物質，因此如果要促進穀胱甘肽的吸收作用，建議要另外攝取含有**麩胺酸**、**半胱胺酸（Cysteine）**、**甘氨酸（Glycine）**、**鳥氨酸（Ornithine）**等的氨基酸類營養補充品。

‧鋅

鋅是一種人體必須的微量礦物質營養素，這種成分除了可以製造各種酵素以進行身體新陳代謝的必要化學反應外，也與傳遞蛋白質及基因情報的DNA合成有關。據說與鋅有關的酵素種類高達二百種以上。

當鋅不足時，人體容易出現味覺障礙、生殖機能減退、皮膚粗糙、毛髮掉落等症狀。

‧硒

硒也是人體必須的微量礦物質營養素。它是動物體內的穀胱甘肽過氧化酶（Glutathine peroxidase，一種抗氧化酵素）的重要成份，可以活化其抗氧化功能。另外，也可以和水銀等有害礦物質直接結合，使其轉化爲無害。

根據達特茅斯學院（Dartmouth College）醫學院的研究指出，「**鋅及其他複數的微量元素具有將鎘從體內排出的效果，但硒的效果為鋅的一百倍。**」

如同鋅及硒這類可以將有害物質轉化爲無害的營養補充品，只要與「硫辛酸」組合在一起，將可以發揮超級排毒效果。

〈具有排毒效果的營養補充品〉

● **氨基酸**

……幫助肝臟的穀胱甘肽生成

● **鋅**

……製造數種酵素的成分及與DNA合成有關

● **硒**

……活化肝臟的穀胱甘肽過氧化酶（抗氧化酵素）

● **植物化學物質**

……含有許多黃酮素，具有淨化血液、抗氧化作用與癌症的抗啓動子作用

● **乳酸菌生產物質**

……調整腸道環境

● **綠色花椰菜籽（粉）**

……促進肝臟的結合反應（穀胱甘肽結合）

● **黃腐酸**

……與進入體內的礦物質螯合，提高吸收率將水銀等有害礦物質排出體外

● **硫辛酸（ALA，Alpha-Lipoic Acid）**

……夾住有害礦物質（重金屬），排出體外

·植物化學物質

植物化學物質裡含有許多可以去除活性氧的黃酮素（Flavonoid）。特別是植物化學物質中的「銀杏黃酮素」可以讓血液變清澈，具有促進血液循環至腦部、提高注意力的效果。

另外，植物化學物質不只具有抑制活性氧的抗氧化作用，還有防止細胞癌化的抗啓動子作用、以及活化白血球等的作用。

·乳酸菌生產物質

讓乳酸菌中的「**益生菌**（**Probiotics**）」與寡糖等的「**益菌生**（**Prebiotics**）」進一步活化的就是「**乳酸菌生產物質**」。

通常住在腸道裡的乳酸菌及比菲德氏菌會不斷地增殖以增加菌數。這時候，它們所分泌出來而成爲營養素的就是「乳酸菌生產物質（乳酸菌生產精華）」。乳酸菌生產物質是乳酸菌的分泌物，如果要做比喻，那就像是乳酸菌這頭乳牛所擠出的乳汁，而這些乳汁又會使乳酸菌逐漸增加。

乳酸菌生產物質也會成爲乳酸菌及比菲德氏菌的食物，讓腸道內的好菌取得優勢平衡。

乳酸菌生產物質是由乳酸菌的分泌物組成的，因此不屬於活菌。而也是因爲不是活菌，才會保持原來的型態抵達腸道。

飲用乳酸菌生產物質可以讓腸內的好菌更健康，幫助腹部進行解毒。

·綠色花椰菜籽（粉）

綠色花椰菜裡的「**蘿蔔硫素（Glucoraphanin）**」會被人體的腸道細菌轉換爲「**異硫氰酸鹽**」，然後被體內吸收。經過轉換的**異硫氰酸鹽會讓肝臟的解毒酵素GST（麩胱胺酸硫轉移酵素，Glutathione S-transferase）分泌增加，促進穀胱甘肽結合**。

在促進排毒的保健食品上，這可說是一支潛力股。

·黃腐酸

「**黃腐酸**」是堆積的動植物被微生物分解、發酵時所產生的天然有機酸，平常存在於腐植土這種土壤裡面。

黃腐酸具有容易與鐵結合的性質，因而成爲黃腐酸鐵，以供給細胞鐵分。另外，**可以與**

進入體內的礦物質螯合，提高吸收率。再者，可以包住水銀等有害礦物質，排出體外。

就醫學來說，日本國立筑波大學的研究團隊已經確認黃腐酸具有抑制I型過敏（異位性皮膚炎等）的效果。

黃腐酸是很難精鍊的物質，目前相關研究還很少。希望今後各種研究能持續進行，並且能更明確地發表其對健康的效果。

·硫辛酸

有害礦物質中的鉛、水銀、砷、鎘等在進入血管後不久，就會被輸送至全身。而含有硫礦系氨基酸的「硫辛酸」則具有可以和有害金屬結合的「**螯合**」性質。

從字面上來看，所謂螯合就是「螃蟹的大螯」，代表可以像大螯夾住東西一樣，將對象物質夾住。**螯合作用最棒的一點就是它只會和有害礦物質結合，並且只會將有害的物質緊緊夾住排出**。

曾經有人針對螯合作用提出以下問題：「螯合作用或許會排出有害物質，但應該也會同時把有益物質也排出體外吧？」

剛開始，我也同意這樣的想法，於是多方查詢許多資料，結果發現螯合作用確實只會將有害礦物質（金屬）排出。雖然這是人類身體天生的構造、結構，但這種完美的自然法則眞的是令人欽佩不已。

只要攝取具有「硫辛酸」等的螯合效果的食材及營養補充品，身體就只會排出有害的物質。而只要有害物質離開我們的身體，就不致使鈣及鎂從骨骼中溶出。

有害物質，例如鉛一旦蓄積，就會妨礙人體對於鈣質的吸收。因此，身體不得已只好從骨骼中補充鈣質。這樣一來，只會使骨骼變得更加脆弱。

但是，**只要將會產生阻礙的有害物質排出，身體就可以吸收血液中的鈣及鎂，即使沒有費力釋出鈣及鎂，效果也會變好。結果，鈣及鎂也可以開始確實到達骨骼內**。

這是人類本來就擁有的代謝機能。有害物質會妨礙這種機能，讓一切都變得混亂不堪。

過去我們一直被強烈灌輸要「吃鈣、吃鈣」以增強骨骼。但是，在有害物質附著體內的狀況下，不管補充多少鈣質，身體都無法順利吸收。而這些額外攝取的鈣質反而會附著在血管上，提高動脈硬化的危險性。

有時，亂槍打鳥或許會提高命中的機會，但別忘了，因受流彈波及而受傷的機會也會因此增加。

但是，只要能確實理解人類所擁有的代謝機能，進行排毒以提高其效果，就可以逐漸減少無謂的浪費。而這也正是人類了不起的地方。

或許有人會說「這和我沒有關係，因爲我每天都吃有機食品，還住在空氣新鮮的地方。」但是，事實並非如此。生活在這個地球上的生命是命運共同體，所有生物在這裡呼吸同樣的空氣，享受由同樣天空降下的水源，沒有例外。而所有生物也都同樣受到有害物質的威脅，如果有害物質沒有排出體外，人就會生病。排毒就和每天的三餐一樣，是任何人都必須實行的。絕對沒有任何人可以斷言自己「不必排毒」。

●具有排毒效果的食材

具有解毒作用的食材可以大致分爲「**將毒素夾住排出的食材**」、「**提高解毒力的食材**」、「**將毒素沖走的食材**」三種。只要均衡、積極地攝取這些食材，就可以讓每天的飲食具有高排毒效果。

〈具有排毒效果的食材〉

●將毒素夾帶排出體外的食材

綠色花椰菜……富含提高肝臟功能的「異硫氰酸鹽」，可以增加肝臟的解毒酵素GST（麩胱胺酸硫轉移酵素）的分泌，和有害重金屬進行穀胱甘肽結合，並排出體外。綠色花椰菜等油菜科的蔬菜與蘿蔔裡都含有這種物質，含量濃度特別高的是綠色花椰菜籽。

洋蔥……富含槲黃素、烯丙化合物。具有將毒素夾帶排出的功能，可以抑制血液凝固、淨化血液。

韭菜……富含烯丙化合物。可以促進消化酵素分泌，發揮促進消化、增進食慾的效果。

蔥……富含烯丙化合物。具有抑制活性氧（自由基）的作用、防止胃下垂、促進消化作用等。

菠菜……富含槲黃素。可以藉由抗氧化作用抑制活性氧運作，並預防肌膚老化。

●提高解毒力的食材

蕃茄……利用抗氧化作用擊退體內不必要的活性氧。

堅果類……氨基酸裡的抗組織胺可以促進血流。

牡蠣・肝……富含鋅，可以在肝臟及腎臟增加蛋白質。這種蛋白質可以封閉有害物質，將其轉換為無害，並提高肝功能，強化肝臟。

沙丁魚・鮪魚・藻類・胚芽・帶殼的穀類・紅蔥頭……富含硒的食材只要和維生素E一起攝取，就可以強化抗氧化作用，而抑制水銀毒性的功能也會變得更強。只要搭配富含鋅及硒的黃綠色蔬菜，就可以有效排出毒素。

●將毒素沖走的食材

酪梨……富含β－穀固醇（**Beta－Sitosterol**），這種脂質會對膽汁酸產生作用，抑制膽固醇的吸收，將多餘的物質排出體外。

蒟蒻……富含食物纖維，可以促進腸道功能，將體內的有害物質快速排出。

大豆……富含大豆卵磷脂（**Soya Lecithin**）可以改善以膽固醇為首的脂肪代謝，預防動脈硬化。

毛豆……在肝臟的解毒作用及視力恢復上也頗具效果。

在日常生活中，除了要減少有害物質的使用頻率，同時也要提高身體的代謝機能。當有害物質進入體內時，我們只能利用身體本來的解毒作用來保護自己，但是爲了盡量減少有害物質通過皮膚，確實攝取食物的營養也變得很重要。

想要確實保護身體的屏障機能正常運作，我們就要採取補充支援的方法，而確實補充氨基酸及維生素等食物的營養素是很重要的。

·夾帶毒素排出體外的食材

有些食材可以利用螯合成分夾住毒素，將有害物質排出。所謂螯合在希臘語中是代表「螃蟹的大螯」之意的科學用語，表示有害物質會被螃蟹的大螯夾住結合，然後排出體外。

具有螯合作用的代表性食材有**綠色花椰菜**、**洋蔥**、**韮菜**、**蔥**、**細香蔥**、**菠菜**、**大蒜**、**醋**、**葡萄柚**等。

洋蔥、綠色花椰菜、波菜裡的**槲黃素**（**Quercetin**）、醋及葡萄柚等所含的**檸檬酸**（**Citric acid**）、蔥及韮菜等所含的**烯丙化合物**（**Allyl Compound**）、大蒜裡的**蒜甘**（**Alliin**）會在進入體內的有害礦物質與氧接觸之前，就利用螯合作用進行包覆的動作，防止其氧化。

・提高解毒力的食材

含有許多**鋅**及**硒**的食材具有製造解毒蛋白質的功能。這可以與有害礦物質結合，促進無毒化，提高解毒力。

・將毒素強力沖走的食材

要將毒素沖走，被稱爲「腸道清道夫」的**食物纖維**最有效果。食物纖維可以捕捉有害物質，順利地將毒素一起帶走。

牛蒡、**蒟蒻**、**蓮藕**、**寒天**等的食物纖維可以有效排出戴奥辛等有害物質。另外，蘋果等柑橘類水果所含的果膠（Pectin）具有解毒力，可以將重金屬的毒素化到最小。

●水的重要性

剛出生的嬰兒，其體內約有佔體重七十五%的水。而剛從母親的羊水中出來的嬰兒身體會使用體內大量的水分不停地進行新陳代謝並成長。隨著成長，原來飽滿的水分也會逐漸減少，等到長大成人時，人體內的水分量只剩下體重的六十％強。

生物體的根本構成要素是「水」。有人說「老化就是無限的氧化」或「無限的乾燥」。這樣想起來，爲了抗老化及維持健康，本來就必須從「水」的問題開始思考起。

水在體內負責的工作大致可分爲「溶媒（Solvent）」、「搬運」、「體溫調節」三種。

「溶媒」功能可以將進入體內的各種物質溶化，使其容易吸收。也就是具有當食物進入胃腸裡時，就會由胃「分泌」消化液以進行溶化，由腸「吸收」營養素，轉換爲糞便的型態「排泄」的功能。

「搬運」功能是要藉由血液將營養素及氧氣搬運至每一個細胞。相反地，也會搬運老廢物質及有害物質、二氧化碳並將其排出體外。當體內的水分量不足時，血液濃度就會升高、變黏稠。如此一來，血液就無法供給細胞營養及氧氣，而細胞就會逐漸死亡。

「體溫調節」功能是要藉由排汗作用維持固定的體溫。但汗水蒸發時，會帶走許多熱氣，故人類流汗的生理機能乃是一種高效率的體溫調節法。

雖然水如此重要，但曾認眞思考過每天的飲用水問題的人卻少之又少。

一般人大都以爲「自來水很安全，沒有污染問題」。從淨水廠出來的水確實是很乾淨。但是，為了淨化水質，淨水廠也有使用若干的鋁與氯。使用量當然只是微量，但還是有可能逐漸蓄積體內而造成各種影響。

另外，水從淨水廠流出的過程中，如果有經過老舊的含鉛自來水管，那麼當水送到家庭時，有可能已經遭受污染了。因此，我建議各位還是要使用逆滲透淨水器來淨化自來水。

如前所述，自來水裡可能已經有各種毒物溶入，因此必須要使用過濾度高的淨水器，而唯有通過這種淨水器的水才可稱為對健康有益的飲用水。

接著我們要思考飲水時間的問題。首先，我建議要在晚上就寢前喝一杯約兩百CC淨化過的水或礦泉水。只要喝下這個分量的水，人體就會在早晨時順利排出四百～五百CC的尿液，如此就可以輕易將有害物質排出體外。

早上起床時的第一杯水可以有效排出血液中的有害物質。另外，在早晨、中午、晚上用餐時，充分攝取水分也很重要。用餐時補充水分可以讓排便順暢，有助於排出糞便中的有害物質。

總而言之，我們身體的六十%都是水，水之於人體是非常重要的。因此，要堅持使用好水，不只是飲用水而已，連料理煮飯時所使用的水也要很小心才行。

●料理前的準備功夫可以除去有害物質

要避免有害物質進入體內，選擇無農藥、有機栽培的食材當然很重要，但除此之外，還有幾項重點要注意。

其中一點就是要避免有害物質進入體內的「事前準備」功夫。在開始動手烹調之前，只要多加一套程序，就可以去除食材裡的戴奧辛及抗菌物質、殘留農藥等。因此，請各位多多利用事前準備工作盡量去除毒素吧！

米

・洗好後，先泡在水裡三十分鐘。

・炊煮時，要將洗米水倒掉，用礦泉水或逆滲透水炊煮。

去除有害物質的事前準備功夫

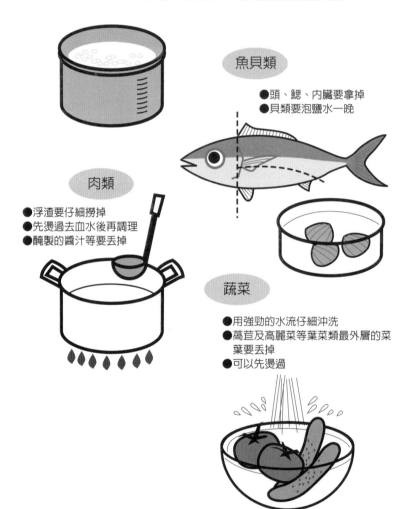

米

●泡水30分鐘
●炊煮時要用礦泉水或已過濾重金屬的逆滲透水

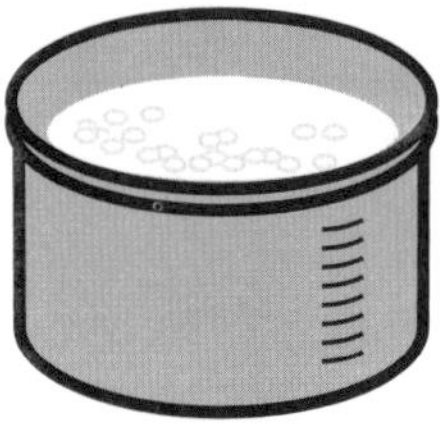

魚貝類

●頭、鰓、內臟要拿掉
●貝類要泡鹽水一晚

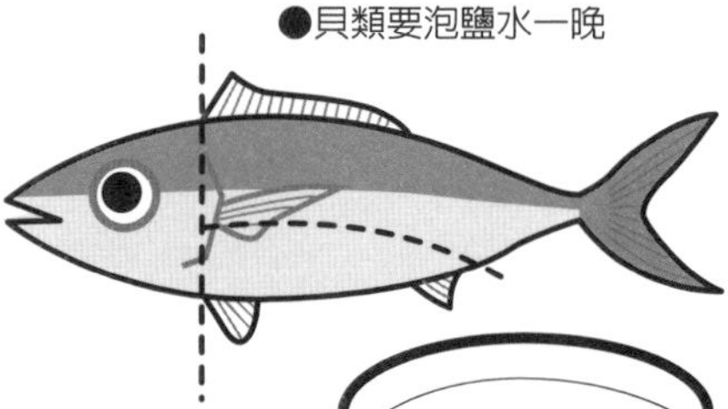

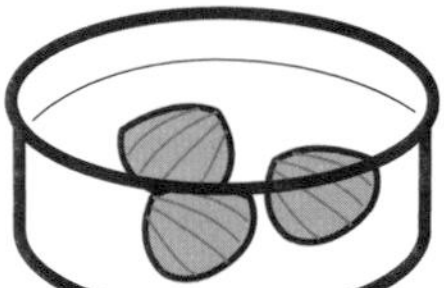

肉類

●浮渣要仔細撈掉
●先燙過去血水後再調理
●醃製的醬汁等要丟掉

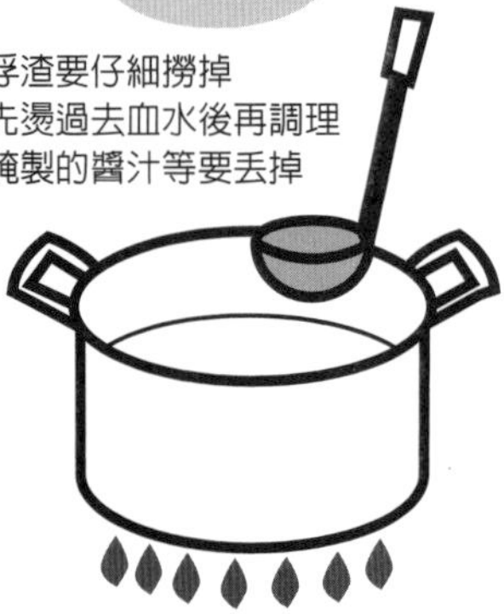

蔬菜

●用強勁的水流仔細沖洗
●萵苣及高麗菜等葉菜類最外層的菜葉要丟掉
●可以先燙過

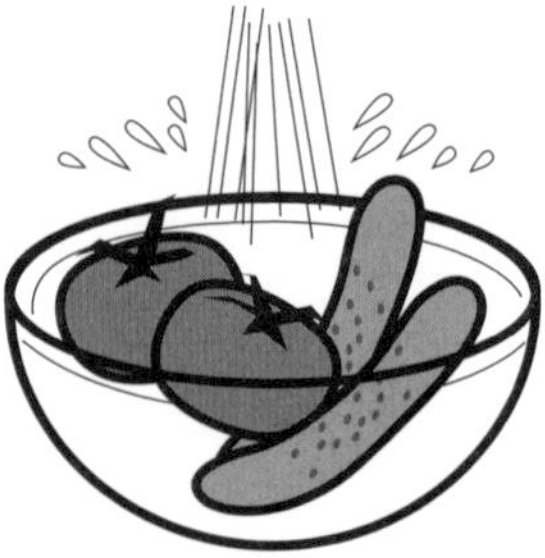

魚貝類

・有戴奧辛殘留之虞的魚類，要將頭部、鰓、內臟去除後才使用。
・貝類要泡鹽水一晚，使其吐沙。貝殼上的污垢要加以去除。
※秋刀魚等連內臟都很美味。但只要想到有害礦物質的問題，還是會令人擔心。如果眞的要食用，建議和以下具有排毒作用的食材一起食用。

肉類

・煮火鍋或烹調其他菜餚而有使用肉類時，要將浮渣仔細撈掉。
・切薄片的肉要快速川燙後再調理。
・用醃醬浸泡肉類，記得烹調前將醃醬要倒掉，不要繼續使用。
※涮涮鍋剛好可以用來沖掉令人擔心的荷爾蒙劑及抗生素，但剩下的美味湯汁裡面可能含有浮渣及大量的毒素，因此，雖然湯汁很美味、倒掉很浪費，但爲了排毒，還是要避免在最後拿來喝掉或是煮稀飯比較好。

蔬菜類

‧除了標榜無農藥以外的蔬菜，在其表面及根部等都可能有農藥殘留。首先要仔細泡水清洗。

‧不必削皮調理的小黃瓜及蕃茄等蔬菜，在切之前，要先用強勁的水流仔細沖洗。

‧馬鈴薯、紅蘿蔔等需要削皮的蔬菜則在削皮之後用水沖洗。

‧萵苣及高麗菜等葉菜類的最外層的菜葉要丟掉。

‧有根的菠菜要把根切掉後再使用。葉菜類蔬菜要用流動的水把表面沖洗乾淨。不論是哪一種蔬菜，最好都先燙過後再食用。即使只是用熱水快速汆燙，也可以去除相當多的殘留農藥。

調味料及香料、香草、辛香料也是排毒妙方

在料理之中加入調味料及香料一起烹調，並與料理一起食用將更具有排毒效果。

調味料類

「**味噌**」及「**醬油**」是有名的發酵食品。據說每天喝味噌湯的人，身體抵抗力比較高，不容易生病。但是，味噌及醬油具有鹽分高的缺點，所以購買時最好選擇低鹽的。

「**醋**」不只是在日本，在台灣及中國也是烹調時不可或缺的調味料。台灣集中國經常使用一種名爲「**香醋**」的黑醋。這和日本的黑醋不同，比較黏稠，且味道與日本的稍有不同。不過這是因爲發酵、熟成所造成的深奧氣味。香醋有豐富的氨基酸，和油膩的料理一起食用的話，可以幫助脂肪分解。

「**青醬**」是義大利熱那亞地區經常使用的調味醬料。這是一種綠色的濃醬，是將香草中具有殺菌、解毒作用的羅勒草、大蒜、松果搗成糊狀，再加上橄欖油所製成的。

食用油則以「**橄欖油**」最爲普遍，另外含有具抗動脈硬化作用的 α-次亞麻油酸（Alpha-linolenic Acid）的「**紫蘇油**」及「**芝麻油**」、「**亞麻仁油**」、具抗氧化作用的「**葡萄籽油**」等也可以依據料理種類不同而分別搭配使用。

除此之外，將具排毒效果的洋蔥切薄片泡在醋裡而成的「**洋蔥醋**」、以及將去皮後切片的薑以油炒熱到產生香味而成的「**薑油**」等也可以在平時先製作好備用。

〈具有排毒效果的調味料、香料、辛香料〉

●調味料

味噌、醬油、醋、青醬、橄欖油、芝麻油、亞麻仁油、葡萄籽油

●香料

鬱金根、丁香、茴香（八角）、肉桂

●辛香料

大蒜、芥末、薑、香菜

香料類

有許多香料都含有藥效成分。

其中的「**鬱金根（薑黃）**」就以藥效成分很高而聞名。**鬱金根**可以淨化血液，抑制活性氧，清理腸道環境，協助肝臟發揮機能，有助於恢復疲勞。

鬱金根茶含有一種**薑黃素（Curcumin）**成分，具有利尿與促進膽汁分泌的作用。**鬱金根茶**也具有抗氧化、解毒、抗癌、抗發炎的作用，可以讓肝臟機能更活潑。

除此之外，還有被拿來當成胃藥、具有高消炎效果的「**丁香（Clove）**」、具有促進消化與整腸作用的「**茴香（八角，Anise Seed）**」、具有溫暖身體的「**肉桂（Cinnamon）**」等，有各種具有排毒作用的香料。

香草類

朝鮮薊（Artichoke）、**蘆薈（Aloe）**、**奧勒岡（Oregano）**、**洋甘菊（Chamomile）**、**洋車前子（Psyllium）巴西里（Parsley）**、**迷迭香（Rosemary）**……，據說香草的種類高達五十萬種，其中的成分及效果已經被拿去分析並提供人們使用的約有五千種。

香草和香料是相同的，但是它們不僅扮演著調味料的角色，也是民間療法經常使用的藥草，可說是具有許多用途。

最近因爲香草栽培容易的關係，而掀起一陣在庭院種植香草的熱潮，而大家對於香草的認知度也更爲普遍。煎煮香草、或是沖泡香草的香草茶、將乾燥香草製成膠囊的營養補充品等也很流行，由於市面上有許多簡便的香草產品，因此我建議可以將這些產品納入平常的排毒習慣中。

辛香料類

搭配料理使用的「辛香料」具有很重要的功能，它們可以用來搭配料理，也可以消毒。

將「**大蒜**」切細、磨成泥、或煎炒後，裡面的有效成分——**增精素（Scordinin）**可以幫助人體排出有害物質。

「**芥末**」的辛辣成分——**直芥子**（**Sinigrin**）具有殺菌作用。

「**薑**」的辛辣成分——**薑酮**（**Zingerone**）和芥末一樣，具有強力的殺菌作用及發汗作用，可以提高人體的代謝力，促進胃液分泌，幫助消化吸收。

「**香菜**」則經常被使用於民族料理，並以可以提高排毒的速效性及確實性而知名。

後記

「未病」這個詞最早是出現在『黃帝內經』這本中國現存最古老的醫書之中，書裡面記載著「上醫不治已病，治未病」。

已病是指已經生病的狀態，而未病則是指發病前的狀態。「治未病」亦即「在生病之前就著手醫治」，這究竟是怎麼一回事呢？

「治未病」，換句話說就是「自我醫療」，也就是「由自己守護自己的健康」。因此，「上醫」或許也可以說成就是你自己。

筆者站在醫師的立場，極力推薦「自我醫療」健康照護觀念，就是希望能夠幫助更多人從此都能過著健康的生活。

在現代社會中，要將有害物質完全從食物及環境中排除是不可能的事，但在這樣的環境中，「排毒」就可以成爲改善不適症狀與身體小毛病的方法，並且進一步是將身體狀況導向正常狀態的基礎。

過去許多的治療及預防方法都是對病患採用投與藥物等的「加法式醫療」方式。這對已病來說，雖然是一種很重要的治療方法，但我認爲更重要的應該是，遵循「自己守護自己的健康」這種自我治療的觀念，除去會造成疾病根源的有害物質的「減法式醫療」方式。

藉由施行將體內蓄積的毒素及有害物質除去的「減法式醫療」，就可以恢復身體的免疫力與自癒力，進而提升「加法」的治療效果。

本書盡量以冷靜的態度介紹有害物質與經皮毒。如果能因此促使更多人在正確的認知下，瞭解並開始施行排毒這種自我治療的話，那將是筆者無上的喜悅。

改變對醫療認知的習慣，這不需要從重大變化開始，而應該從改變每一個人的觀念開始。

爲了自己的健康，爲了所愛的人的健康，請各位務必要努力實施「排毒」，以達到自我治療的目的。

最後，在此深深感謝將這艱深主題編輯成書的諸位先生女士，並祈求本書能夠給予大眾一個有夢且健康的未來。

國家圖書館出版品預行編目資料

經皮毒完全排毒法 / 大森隆史作 ; 陳玉華譯.
-- 初版. -- 新北市新店區 : 世茂, 2008.11
面 ;　公分. --（生活健康 ; B336）

ISBN 978-957-776-951-0（平裝）

1. 毒理學　2.毒素　3. 中毒　4. 健康法

448.65　　97018916

生活健康 B336

經皮毒完全排毒法

作　　者／大森隆史
譯　　者／陳玉華
主　　編／簡玉芬
責任編輯／陳凱倫
封面設計／江依玶
出 版 者／世茂出版有限公司
負 責 人／簡泰雄
登 記 證／局版臺省業字第 564 號
地　　址／（231）新北市新店區民生路 19 號 5 樓
電　　話／（02）2218-3277
傳　　真／（02）2218-3239（訂書專線）
　　　　　（02）2218-7539
劃撥帳號／ 19911841
戶　　名／世茂出版有限公司
　　　　　單次郵購總金額未滿 500 元（含），請加 50 元掛號費
酷 書 網／ www.coolbooks.com.tw
排　　版／辰皓國際出版製作有限公司
印　　刷／世和印刷有限公司

初版一刷／ 2008 年 11 月
　　四刷／ 2013 年 6 月

定　　價／ 240 元